Gisela Kraa

# Bach-Blüten

## für Katzen

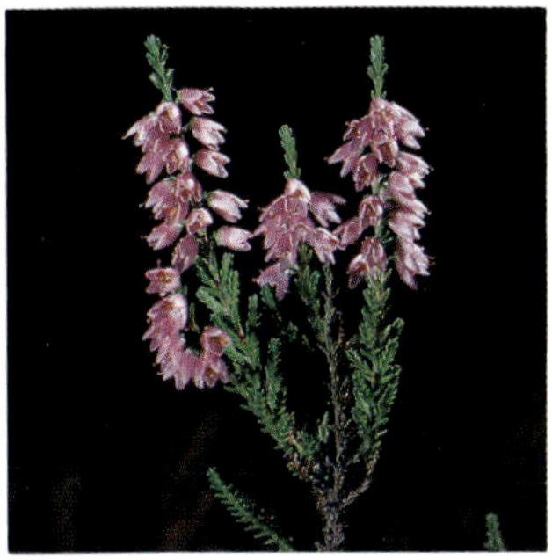

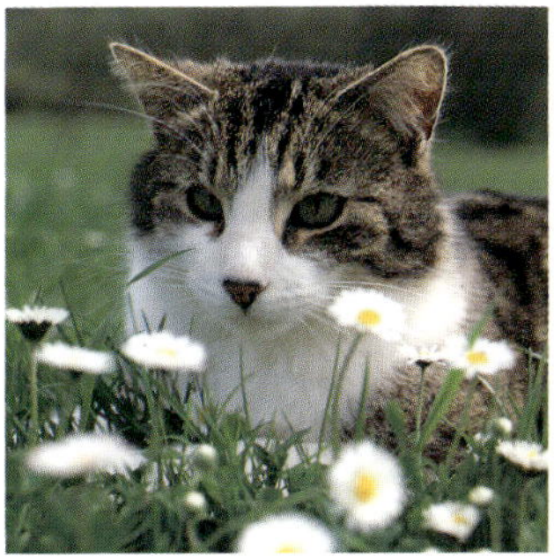

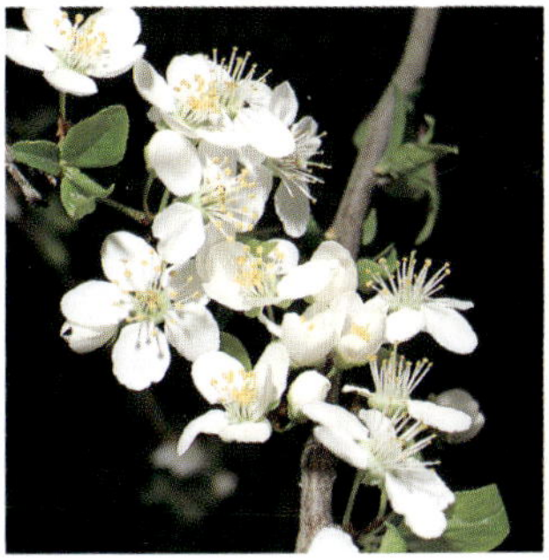

Kosmos

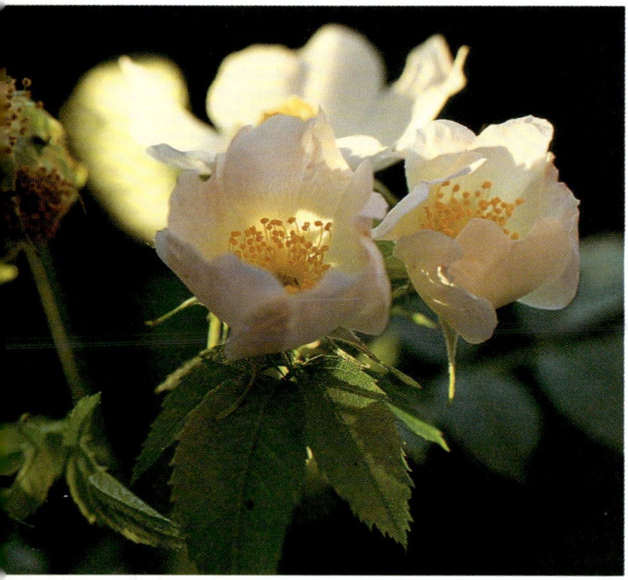

Wild Rose ist mit dem Prinzip der inneren Motivation verbunden.

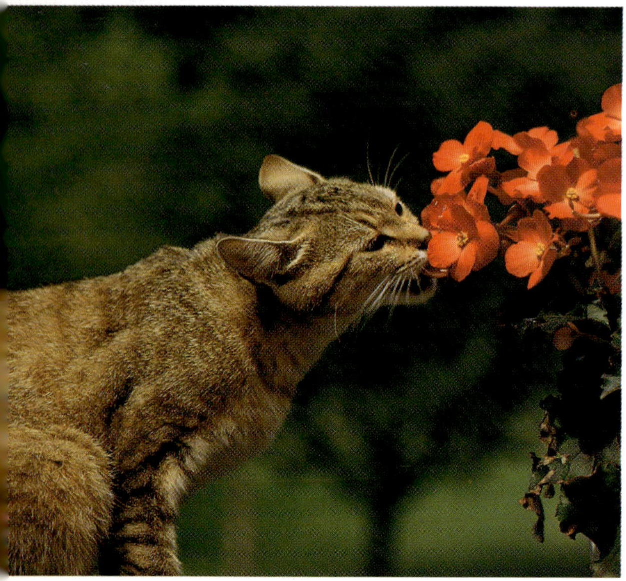

Auch Katzen können schönen Blüten oft nicht widerstehen ...

# Inhalt

Extra



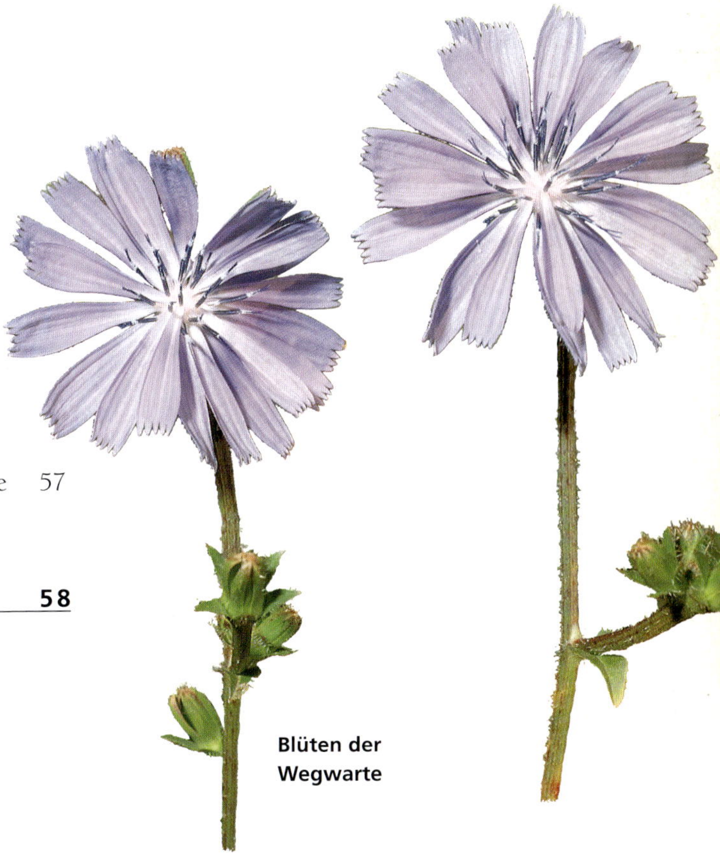
Blüten der Wegwarte

# Vorwort

Viele Menschen haben die Bach-Blütentherapie zunächst bei sich selbst kennengelernt, ehe sie auf die Idee kamen, auch ihre vierbeinigen Hausgenossen davon profitieren zu lassen. In jüngster Zeit ist aber häufig auch das Umgekehrte zu beobachten: Immer mehr Menschen finden über die Behandlung ihrer Katze, ihres Hundes oder eines anderen Haustieres selbst den Weg zu den Bach-Blüten.
Ein Schweizer Tierarzt erklärte mir: „80 % aller Bach-Blütenmischungen, die ich für Haustiere zusammenstelle, sollten besser deren Besitzer einnehmen." Leider sind aber längst nicht alle Tierhalter bereit, den Zusammenhang zwischen ihrem eigenen Seelenstreß, z. B. belastenden Schuldgefühlen oder uneingestandenen Ängsten, und offensichtlich ähnlichen Verhaltensmustern ihrer Haustiere zur Kenntnis zu nehmen. Aber gerade das ist wichtig und lohnend.
Ein interessantes Buch trägt den Titel: „Tiere sind, was Menschen haben", d. h. Tiere sind Gefühl, Menschen haben Gefühl. Tiere sind Gefühlen ganz ausgeliefert. Sie können diese Gefühle nicht aus eigener Kraft verändern, höchstens versuchen, vor unangenehmen Gefühlssituationen zu fliehen – was Haustiere allerdings sehr selten tun.
Der Mensch kann seine Gefühle bewußt erkennen. Er kann sich z. B. dazu entschließen, sich aus Gefühlsverstrickungen zu lösen, und je mehr Bewußtsein er entwickelt, desto besser kann er negative Gefühle beeinflussen, verändern, sogar in ihr positives Gegenteil verwandeln. Bei diesen Prozessen helfen die Bach-Blüten. Edward Bach sagte: „Die Pflanzenwelt streckt uns eine helfende Hand entgegen", wenn wir in einer seelischen Sackgasse stekken und unsere innere Kraft nicht ausreicht, sich dem Positiven in uns und dem Leben wieder zuzuwenden. So hilft, vereinfacht gesagt, die Blüte Gorse – der Stechginster –, aus einer resignierten zu einer hoffnungsvollen Haltung zurückzufinden, und zwar in dem Maße, in dem wir diesen Reharmonisierungsprozeß unbewußt zulassen können.
Eine resignierte Katze wird noch schneller auf Gorse reagieren, da sie diesem Reharmonisierungsprozeß keine unbewußten Widerstände entgegensetzen kann.
Treten Widerstände auf, d. h. die Heilung der Katze kommt nur sehr langsam voran, sind diese Widerstände meist beim Tierhalter zu suchen, der sich seiner eigenen resignativen Haltung vielleicht noch nie voll bewußt geworden ist, also selbst Gorse einnehmen sollte.
Psychologen sagen, Tiere sind Spiegel unserer eigenen unbewußten Gefühlspotentiale. Katzen werden in diesem Zusammenhang mit unbewußten weiblichen Kräften in Verbindung gebracht. Folgt man dieser These, kann man durch die Beobachtung seiner Katze manches lernen. Welches Verhältnis habe ich zum weiblichen Anteil meiner Persönlichkeit? Möchte dieser mehr beachtet, mehr geliebt werden (Bach-Blüten-Konzepte Heather oder Chicory)? Möchte er weniger gefordert, mehr geschont werden (Bach-Blüten-Konzepte Mimulus und Water Violet)? Wird er von mir zu sehr unterdrückt (Bach-Blüten-Konzept Rock Water)?
Diese hier kurz angedeuteten Betrachtungsaspekte geben der Behandlung unserer Hauskatzen eine interessante, ja kreative Perspekti-

ve. Wenn Sie Ihrer Katze mit viel Liebe eine Bach-Blütenmischung zusammenstellen (gilt nicht für Notfallbehandlung mit Rescue), bringen Sie gleichzeitig Licht in eigene unbewußte Seelenräume, gewinnen Aufschluß über eigene seelische Wünsche, erkennen vielleicht ein Stück weit die nächsten Schritte für den eigenen Entwicklungsweg.

In diesem Sinne wünsche ich Ihnen viel Gewinn und Freude an diesem vorwiegend praktisch ausgerichteten Bach-Blüten-Ratgeber für Katzen. Über Berichte zu Ihren Erfahrungen und Erfolgen mit den nachfolgenden Informationen würden wir uns freuen. Schreiben Sie an das Institut für Bach-Blütentherapie, Forschung und Lehre, Mechthild Scheffer, Lippmannstr. 57, 22769 Hamburg.

Hamburg,
im Februar 1996

*Mechthild Scheffer*

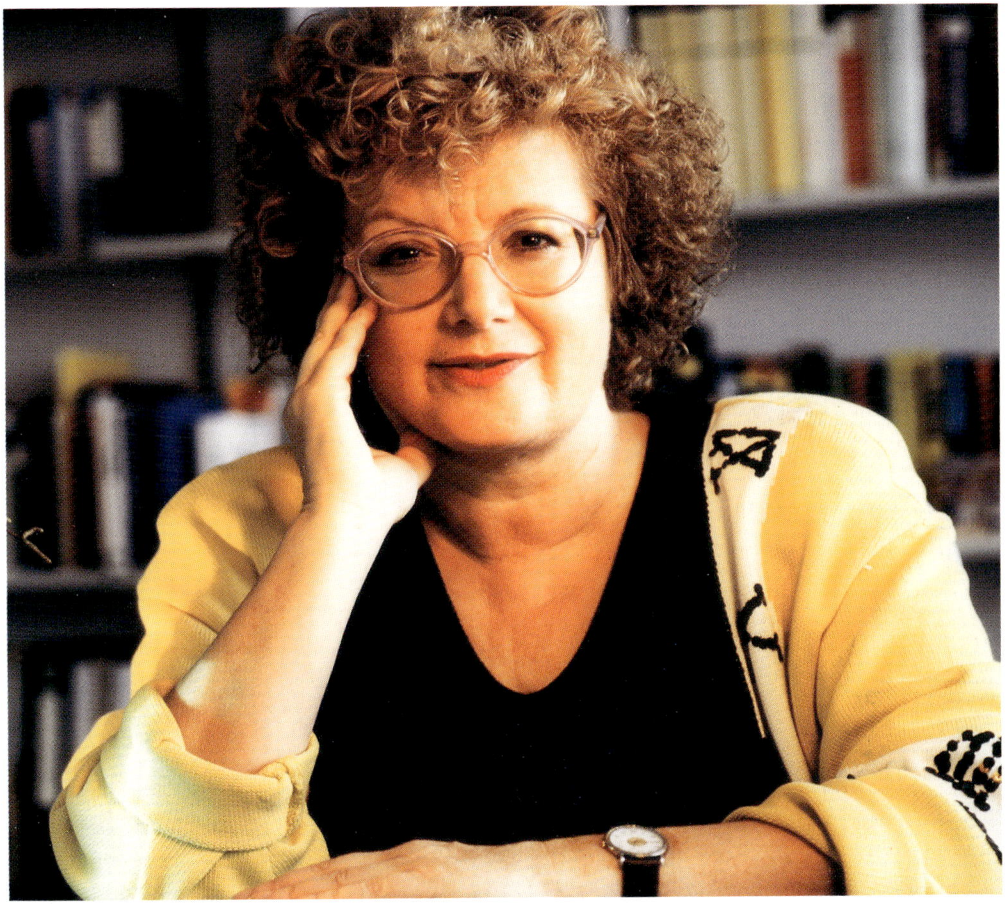

**Mechthild Scheffer**

*Herkunft und Wirkung*

# Was sind Bach-Blüten?

*Aus den Blüten ungiftiger Blumen, Sträucher und Bäume entwickelte der englische Arzt Dr. Edward Bach (1886–1936) 38 heilsame Essenzen.*

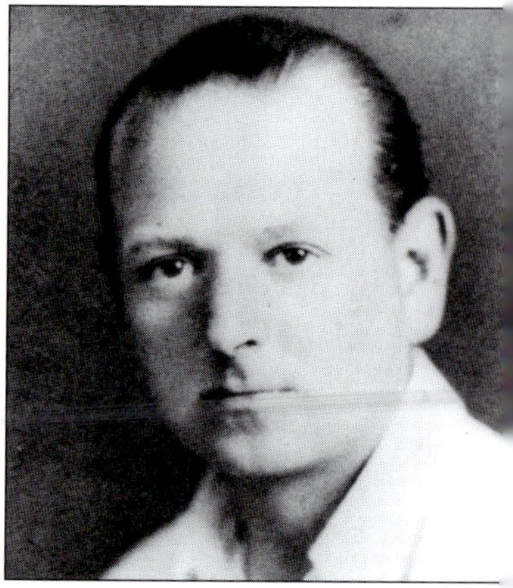

**Dr. Edward Bach**

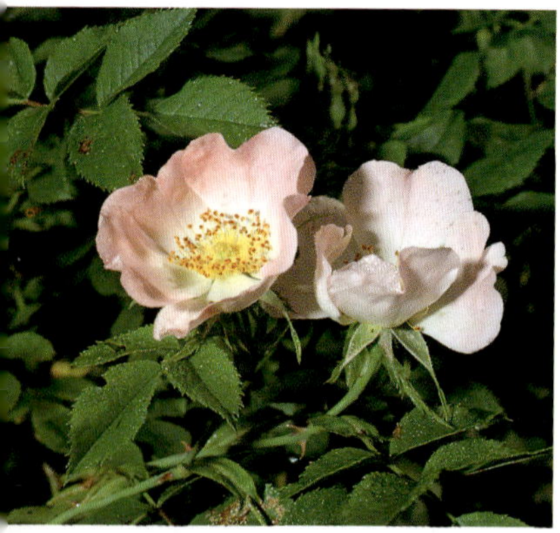

**Wild Rose**

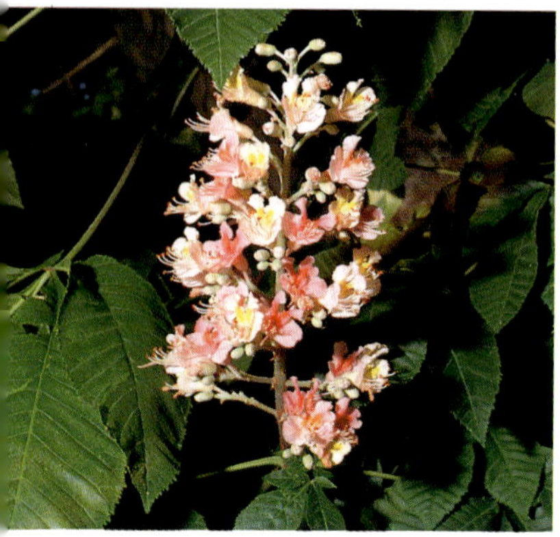

**Red Chestnut**

Richtig eingesetzt, d.h. nach den richtigen Modalitäten ausgewählt, werden durch Bach-Blüten negative Seelenzustände harmonisiert und die Selbstheilungskräfte aktiviert.

Auf der Suche nach einer einfachen, natürlichen Heilmethode, motiviert durch seine große Liebe zur leidenden Menschheit, gab der damals 43jährige Dr. Bach seine lukrative Praxis in London und seine angesehene Stellung am Königlichen Londoner Homöopathischen Krankenhaus auf und zog aufs Land.

Praktisch mittellos – denn Edward Bach hatte sein gesamtes Vermögen für die wissenschaftliche Forschung eingesetzt – widmete er sich in der noch gesunden, reinen Natur Oxfordshires ausschließlich der Entwicklung seiner neuen Heilmethode. Seine außergewöhnlich gute Beobachtungsgabe, gepaart mit einem übergroßen Vermögen an Intuition, ließ ihn die Pflanzen finden, deren segensreiche Heilkräfte sich bis jetzt bei unzähligen Lebewesen entfaltet haben.

An den von Edward Bach festgelegten Standorten werden auch heute noch die Blüten gesammelt und nach den von ihm entwickelten Methoden zubereitet.

Dr. Bachs Biographie und eine ausführliche Beschreibung seiner neuen Potenzierungsmethode findet der interessierte Leser in der weiterführenden Literatur.

## DAS WIRKUNGS-PRINZIP

Einen exakten naturwissenschaftlichen Nachweis im Sinn der Schulmedizin über

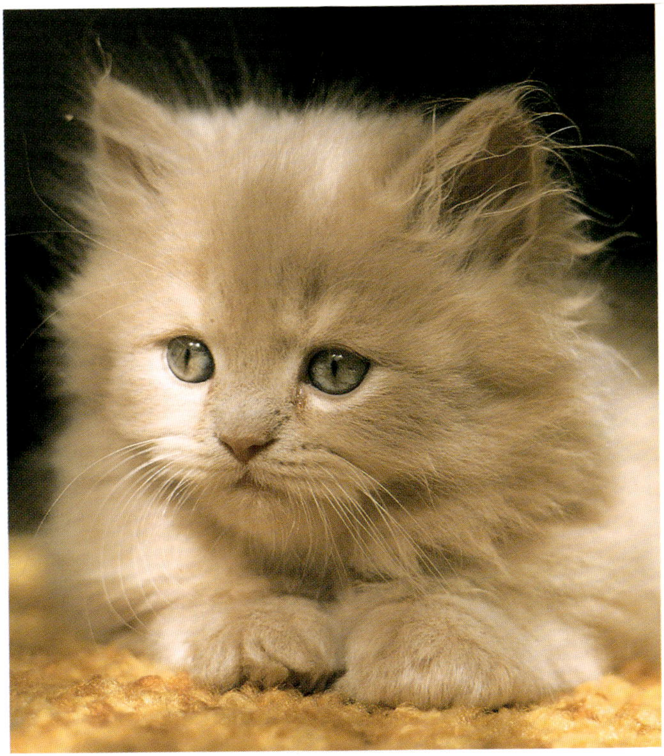

**Auch jungen Katzen helfen Bach-Blüten.**

die Wirkungsweise der Bach-Blüten gibt es bis heute nicht, weil die Bach-Blüten ihre Wirkung auf feinstofflicher Ebene entfalten. Es ist jedoch nur noch eine Frage der Zeit, bis eine Methode gefunden wird, mit der man energetische Veränderungen auf feinstofflicher Basis nachweisen kann.
In seinem therapeutischen Ansatz geht Dr. Bach davon aus, daß die wahre Krankheitsursache in der Seele begründet ist. In seinem Werk „Heile Dich selbst“ schreibt er, daß die vorrangigen, wahren Krankheiten der Menschen Mängel sind wie Stolz, Grausamkeit, Haß, Selbstliebe und Habgier. Aus diesen Mängeln resultieren negative Seelenzustände, wie z.B. Angst, Starrheit des Gemüts, Machtstreben usw., die sich über kurz oder lang auch körperlich manifestieren. Durch die Harmonisierung dieser negativen Seelenzustände und Mängel „schmilzt Krankheit dahin wie Schnee an der Sonne“.
„Krankheit ist weder Grausamkeit noch Strafe, sondern einzig und allein ein Korrektiv; ein Werkzeug, dessen sich unsere eigene Seele bedient, um uns auf unsere Fehler hinzuweisen, um uns vor größeren Irrtümern zurückzuhalten, um uns daran zu hindern, mehr Schaden anzurichten – und uns auf den Weg der Wahrheit und des Lichts zurückzubringen, von dem wir nie hätten abkommen sollen.“
Diese Worte schrieb Dr. Edward Bach vor mehr als 60 Jahren, jedoch haben sie nicht an Aktualität verloren, im Gegenteil, in der heutigen Zeit fühlen sich immer mehr Menschen von ihnen angesprochen, was die zunehmende Zahl von Anhängern holistischer Heilmethoden und somit auch der Bach-Blütentherapie deutlich beweist.
„Bestimmte wildwachsende Blumen, Büsche und Bäume höherer Ordnung haben durch ihre hohen Schwingungen die Kraft, unsere menschlichen Schwingungen zu erhöhen und unsere Kanäle für die Botschaften unseres spirituellen Selbst zu öffnen; unsere Persönlichkeit mit den Tugenden, die wir nötig haben, zu überfluten und dadurch die Mängel auszuwaschen, die

unsere Leiden verursachen." Diese Worte, von Dr. Edward Bach 1934 geschrieben, erklären das Wirkungsprinzip der Bach-Blüten so deutlich, daß ihnen nichts mehr hinzuzufügen ist.

## WARUM WIRKEN BACH-BLÜTEN AUCH BEI TIEREN?

„Die Menschheit steht schon in einer tiefen Schuld bei den Tieren, die sie gequält und zerstört hat - und weit entfernt von jedem Nutzen für den Menschen kann daraus nichts als Schädigung und Schmerz für das menschliche und das tierische Reich hervorgebracht werden. Wie weit sind wir im Westen von jenen schönen Idealen abgeirrt, die unsere Mutter Indien in alten Zeiten besaß, als die Liebe für die Kreaturen der Erde so groß war, daß Menschen nicht nur ausgebildet und befähigt wurden, sich um die Krankheiten und Verletzungen der Säugetiere, sondern auch der Vögel zu kümmern." Hier nimmt Dr. Bach eindeutig Stellung zu den Tieren, so daß wir getrost seinen Satz „Behandle den Menschen, nicht die Krankheit" in seinem Sinne erweitern dürfen, indem wir sagen: „Behandle nicht die Krankheit, sondern das Tier." Auch Tiere sind Seelenwesen, diese Erkenntnis setzt sich trotz - leider immer noch erlaubter - Massentierhaltung und qualvoller Schlachttiertransporte mehr und mehr durch. Davon, daß unsere Katzen Seelenwesen sind, ist jeder Katzenfreund überzeugt, und um einen solchen muß es sich beim Leser dieses Buches ja schon handeln. Auch bei unseren Katzen stellen wir Mängel und ne-

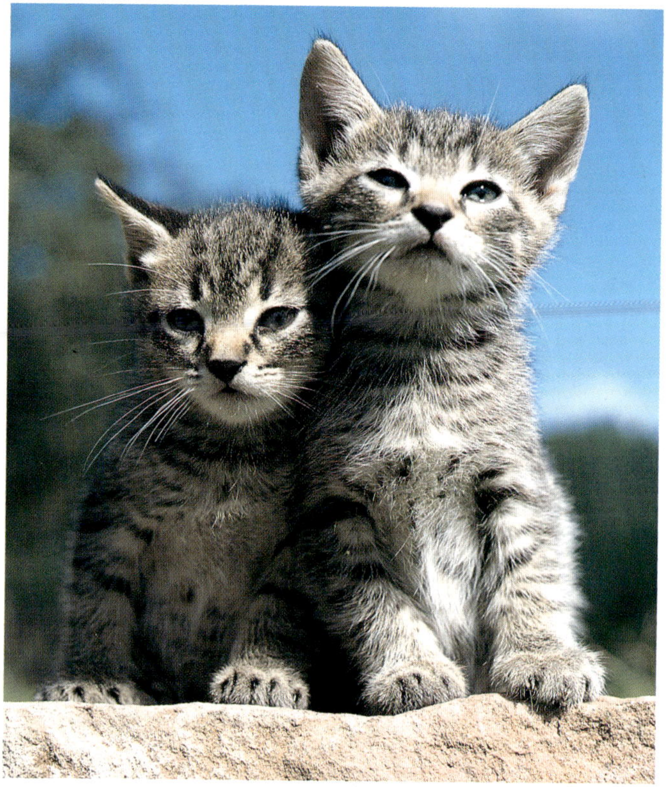

**Diese Wurfgeschwister vertragen sich gut.**

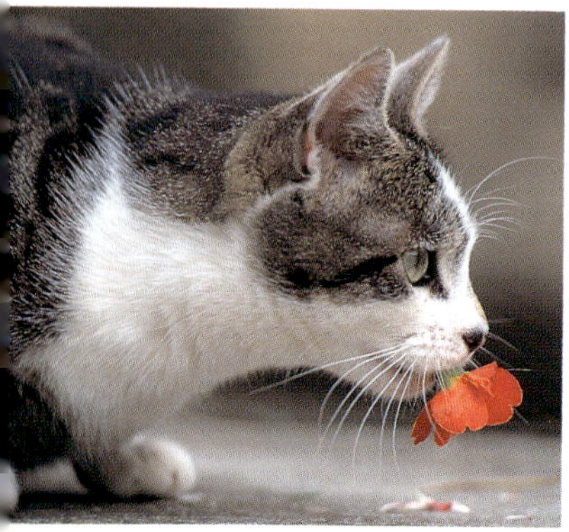

**Blüten für Katzen ...**

gative Seelenzustände fest, die sich durch Verhaltensstörungen in Form von z.B. Aggressionen oder Unsauberkeit bemerkbar machen. Denn trotz aller Liebe zu diesen wundervollen Tieren müssen wir manchmal ehrlich zugeben, daß sie doch nicht immer die edlen und holden Wesen sind, die wir gern in ihnen sehen möchten.
Mit Hilfe der Bach-Blüten werden die negativen Seelenzustände und auch die Mängel unserer Katzen harmonisiert, so daß die Verhaltensstörungen schwinden. Bei einer kranken Katze aktiviert die Harmonisierung negativer Seelenzustände die körpereigenen Selbstheilungskräfte, ohne die eine echte Heilung nicht möglich ist.

## DIE ZUBEREITUNG DER EINNAHME-FLASCHEN

Die Blütenkonzentrate aus den Vorratsflaschen (in Apotheken erhältlich) müssen immer auf Einnahmestärke verdünnt werden. Hierzu benötigt man: kohlensäurefreies oder „stilles" Mineralwasser (jedoch kein abgekochtes oder entmineralisiertes Wasser), eine 30-ml-Flasche mit Pipette oder Tropfeinsatz (in jeder Apotheke zu erhalten), eventuell etwas Obstessig zur Verbesserung der Haltbarkeit. Zur Haltbarkeitsverbesserung der Bach-Blüten in Einnahmeflaschen für Menschen (oder für manche anderen Tiere) verwendet man 45%igen Alkohol (z.B. Cognac). Da Katzen keinen Alkohol vertragen, weicht man auf Obstessig zur Konservierung der Bach-Blüten aus.
Für Welpen, oder wenn die Mischung nur einige Tage lang verabreicht werden soll, kann man ganz auf den Konservierungszusatz verzichten und nur Mineralwasser verwenden. Kühl aufbewahrt, ist die Mischung in der Einnahmeflasche mindestens 4 Wochen haltbar.
Von den ausgewählten Blütenkonzentraten (möglichst nicht mehr als 6) gibt man je 3 Tropfen in die 30-ml-Einnahmeflasche; dann fügt man bis zu 1/4 des Fla-

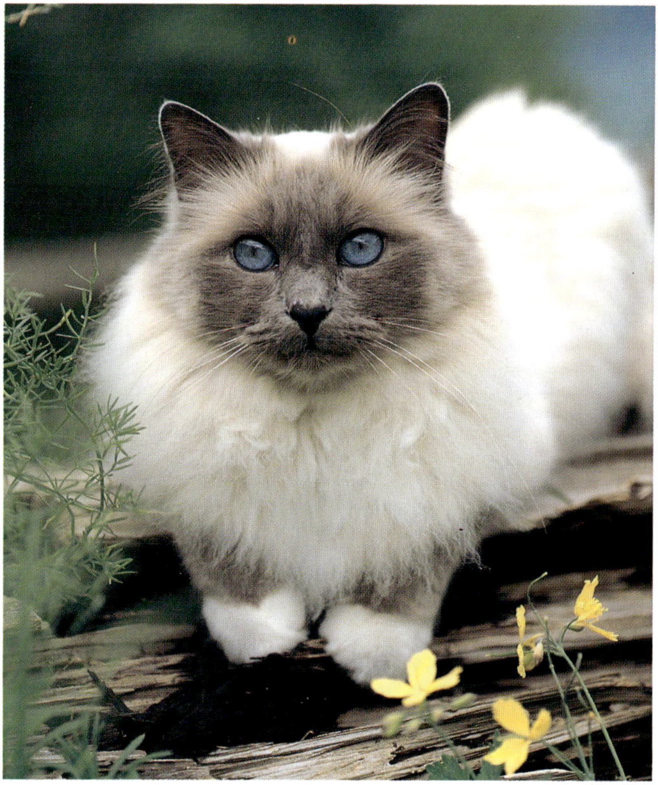

**Gesund und munter soll sie sein.**

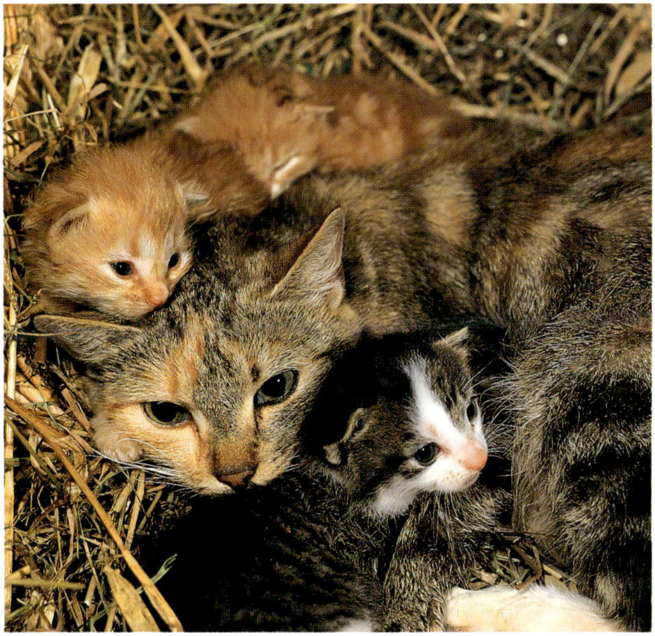

**Bach-Blüten helfen auch bei Geburt und Aufzucht.**

scheninhaltes an Obstessig hinzu und füllt mit stillem Mineralwasser auf.
Die Einnahmeflasche wird anschließend fest verschlossen und 10mal kräftig geschüttelt. Dann versieht man die Flasche mit einem Etikett, auf dem „Bach-Blüten", der Name der Katze und der Herstellungstag der Mischung stehen sollten.
Bei Verwendung einer kleineren Flasche, zum Beispiel mit 10 oder 20 ml Inhalt, gibt man nur ein oder zwei Tropfen aus der Vorratsflasche in die Einnahmeflasche (je 1 Tropfen Konzentrat auf 10 ml).

## DOSIERUNG UND VERABREICHUNG

Erwachsene Katzen erhalten in der Regel 4mal täglich jeweils 4 Tropfen; Jungtieren gibt man 4mal täglich 2–3 Tropfen. Neugeborene bis zur dritten Woche erhalten 4mal täglich jeweils 1–2 Tropfen.
Da die Dosierung stets individuell erfolgen sollte, kann im Einzelfall durchaus eine stündliche oder noch häufigere Verabreichung (z.B. alle 10–15 Minuten bei Rescue) erforderlich sein. Hier sind die genaue Beobachtung und auch die Intuition des Behandlers gefragt. Die Verabreichung der Tropfen erfolgt entweder mit Hilfe einer Pipette oder eines kleinen Plastiklöffels direkt ins Mäulchen der Katze. Ein Beimischen der Tropfen unter das Futter hat sich nicht bewährt, da unsere Samtpfoten in dieser Beziehung recht heikel sind (was wohl fast jeder Katzenfreund bestätigen kann) und das Futter dann unter Umständen völlig ablehnen. Durch geduldiges Zureden und liebevolles Streicheln kann man allerdings bei den meisten Katzen erreichen, daß sie verhältnismäßig gern bereit sind, ihre Bach-Blüten einzunehmen.
Sollte diese Maßnahme jedoch nicht greifen, gibt es noch einige Tricks, die nicht nur für das Verabreichen von Bach-Blüten, sondern allgemein für das Eingeben von Medikamenten gelten:
1. Man vermischt die Tropfen mit einem winzigen Klecks Schlagsahne (allerdings nicht für Katzen, die an Durchfall erkrankt sind).
2. Man präpariert ein Katzenleckerle (oder „Katzen-Tabs", im Fachhandel zu kaufen) mit den Tropfen. Zuerst bietet man der Katze ein unpräpariertes Leckerle an, danach gibt man ihr das präparierte. Kluge Katzen (welche Katze ist das nicht?) merken das aller-

dings spätestens nach dem 3.-4. Mal.
3. Man träufelt der Katze die Tropfen auf die Pfoten, sie fühlt sich unsauber und leckt sie ab.

Der Phantasie des Behandlers sind hier keine Grenzen gesetzt, für weitere Anregungen ist die Verfasserin dankbar.
Kranken Katzen, die einzeln gehalten werden, kann man die entsprechenden Bach-Blüten über das Trinkwasser verabreichen. Hierzu gibt man jeweils 4 Tropfen aus der Vorratsflasche ins Wasserschälchen. Die Erfahrung hat gezeigt, daß in solchen Fällen das Trinkwasser sogar gern aufgenommen wurde.

**TIP:** Bei bewußtlosen Katzen hat sich folgende Methode bewährt: Man benetzt den Zeigefinger mit den Tropfen (in diesem Fall immer Rescue miteinsetzen) und streicht vorsichtig die Mundschleimhaut oder den Nasenspiegel damit ein.

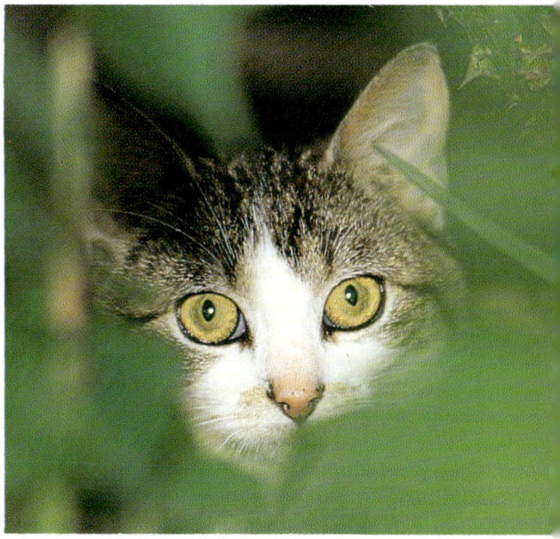

**Instinktiv fühlen sich Katzen zu bestimmten Pflanzen hingezogen.**

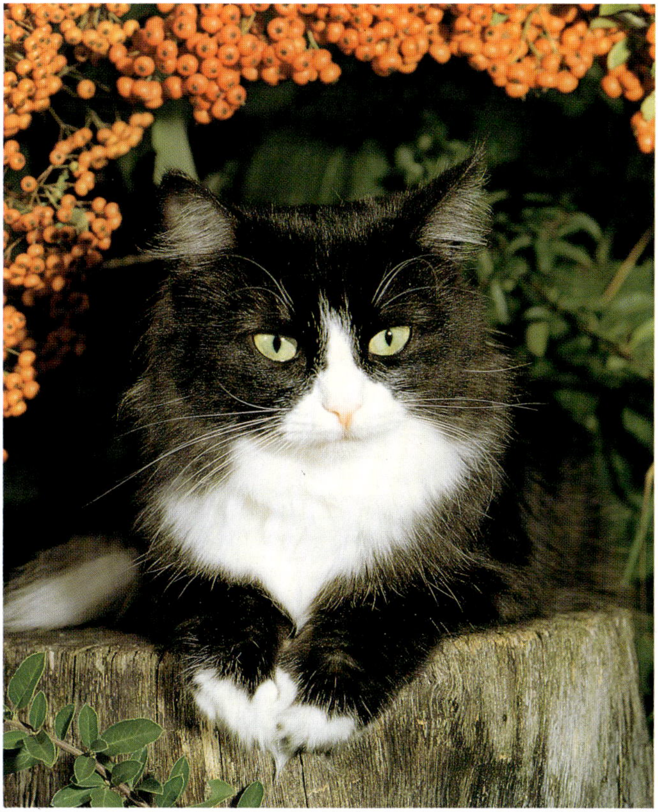

**Für jede Katzenpersönlichkeit findet sich die richtige Blüte.**

## DIE DAUER DER THERAPIE

Ebenso individuell wie die Dosierung und Verabreichung der Bach-Blüten gestaltet sich die Dauer der Therapie. Bei manchen Katzen reichen einige Tage, andere brauchen einige Wochen, in einem Ausnahmefall wurde auch von Monaten berichtet.
Grundsätzlich ist davon auszugehen, daß man deutlich am Verhalten der Katze merkt, wann ein negativer Seelenzustand harmonisiert

ist. Auch hier sind wieder die Beobachtungsgabe und die Intuition des Behandlers gefragt.

## WANN HELFEN BACH-BLÜTEN?

Wie bereits erwähnt, entfalten Bach-Blüten ihre Wirkung auf feinstofflicher Ebene. Sie harmonisieren negative Seelenzustände, so daß sie in erster Linie bei Verhaltensstörungen körperlich gesunder Katzen heilsam wirken.

Bei kranken Katzen wirkt eine Therapie mit Bach-Blüten unterstützend. Da jede Krankheit auch mit einem negativen Seelenzustand verbunden ist, den es zu harmonisieren gilt, wirkt eine Bach-Blütentherapie zumindest krankheitsmildernd und -verkürzend. Auf jeden Fall sollte eine Katze vor Beginn der Therapie mit Bach-Blüten einem Tierarzt zur gründlichen Untersuchung vorgestellt werden, um alle möglichen körperlichen Ursachen der gesundheitlichen Störung auszuschließen. Obwohl es der Wunsch und Wille Dr. Bachs ist, daß jeder Mensch den richtigen Umgang mit Bach-Blüten erlernen kann, möchte dieses Buch auf gar keinen Fall dazu verleiten, einen nötigen und fälligen Tierarztbesuch aufzuschieben oder gar ganz zu versäumen.

Bach-Blüten können grundsätzlich mit allen anderen Therapien kombiniert werden. Sie beeinflussen nach allen bisherigen Erfahrungen andere Medikamente nicht, und ihre Wirksamkeit wird von diesen auch nicht gestört.

Vor Beginn der Therapie mit Bach-Blüten sollte der Behandler das Umfeld der Katze gründlich betrachten.

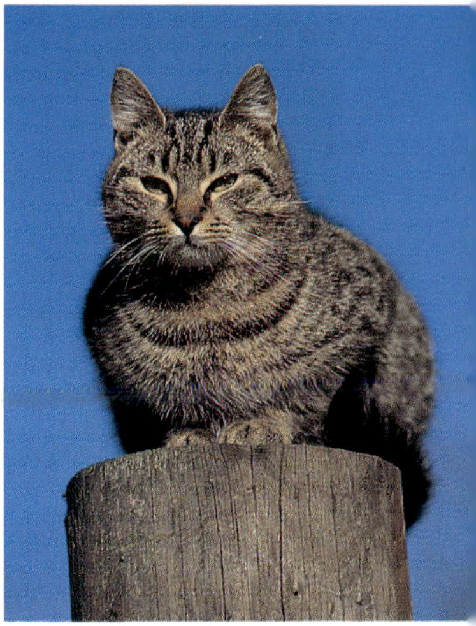

**Ein Einzelgänger**

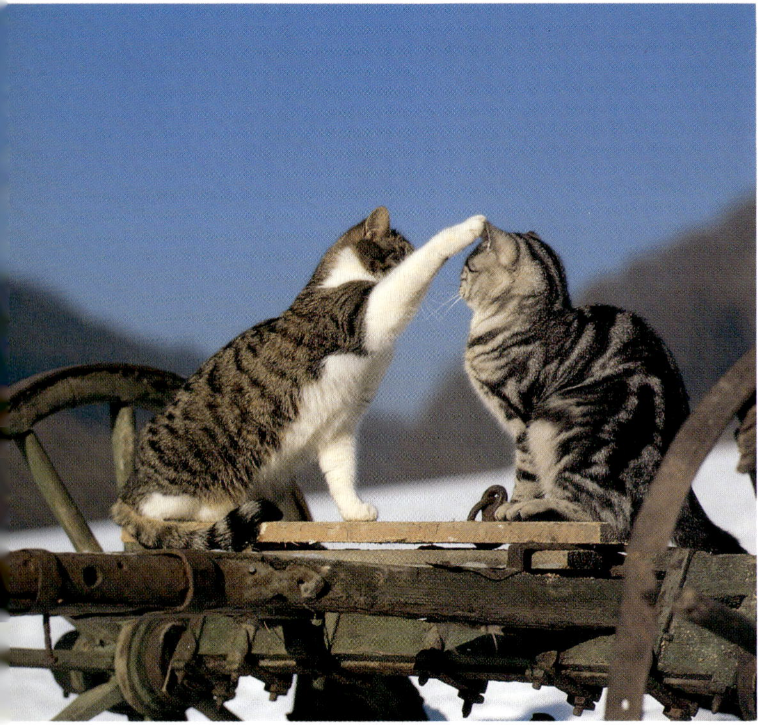

**Auseinandersetzung oder Spiel?**

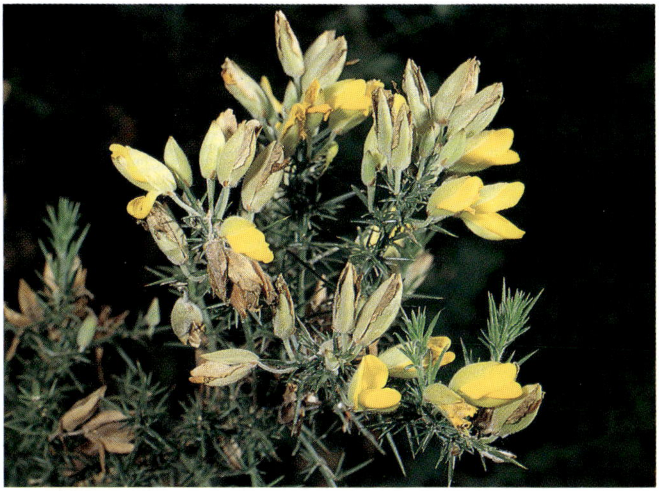

**Stechginster, die Bach-Blüte Gorse**

Katzen sind Störungen in ihrer Umgebung unmittelbar ausgesetzt und reagieren spontan und empfindlicher auf Disharmonien als andere Tiere oder als Menschen. Leider ist in einigen Fällen das Fehlverhalten der Menschen, sei es unbewußt, sei es aus falsch verstandener Tierliebe, Ursache für Disharmonien. Die Katze kann uns nicht mit Worten auf unser Fehlverhalten aufmerksam machen, sie bedient sich der Körpersprache. So ist das, was wir bisweilen als Verhaltensstörung oder gar als Böswilligkeit unserer Katze empfinden, nichts anderes als ein seelischer Hilfeschrei.
Katzen haben ein anderes Bewußtsein als wir. Es ist durchaus möglich, daß ein Vorfall, der für uns so alltäglich ist, daß wir ihn gar nicht bemerken, die Welt unserer Samtpfoten total erschüttert.
Oft spiegeln sich im Verhalten der Katze auch die negativen Seelenzustände des dazugehörenden Menschen wider (was jeder erfahrene Behandler bestätigen wird), denn bei einer sehr engen Bindung haben die Katze und „ihr" Mensch ein gemeinsames Energiefeld. Die Katze spürt den Streß, dem „ihr" Mensch ausgesetzt ist, sie spürt seinen Ärger, seinen Kummer, seine Trauer und seine Ängste. In einem solchen Fall sollte ein Katzenfreund ernsthaft in Erwägung ziehen, die gleiche Bach-Blüten-Kombination wie sein Tier einzunehmen, um nicht nur den negativen Zustand seiner Katze, sondern auch sein eigenes Seelenleben zu harmonisieren.

## WANN IST EIN THERAPIE-ERFOLG FRAGLICH?

Wenn falsche Haltungsbedingungen (z.B. zu viele Katzen auf zu engem Raum oder einsam gehaltener Zuchtkater) nicht gleichzeitig verbessert werden, ist ein Therapie-Erfolg zumindest sehr fraglich. Eine Harmonisierung wird in solchen Fällen allenfalls nur so lange anhalten, wie die Tropfen verabreicht werden. Ein echter Katzenfreund läßt sich nicht dazu verleiten, seine Fehler in der Tierhaltung mit Hilfe einer Bach-Blütentherapie kompensieren zu wollen.
Zuchtbedingte, also genetisch manifestierte Charakterfehler lassen sich ebensowenig mit Hilfe von Bach-Blüten harmonisieren wie angezüchtete körperliche Mängel und daraus resultierende Krankheiten (z.B. Atemprobleme oder „Triefaugen" überzüchteter Rassekatzen). Eine leichte Besserung wäre, wenn überhaupt, nur für die Dauer der Therapie möglich. Nach dem Absetzen der Tropfen ist zwangsläufig der alte Zustand wieder vorhanden.

*Die Auswahl*

# Wie erkenne ich die richtigen Bach-Blüten?

*Um Bach-Blüten richtig einsetzen zu können, ist laut Dr. Bach weder eine medizinische noch eine psychologische Ausbildung erforderlich.*

Wichtig dagegen sind menschliche Reife, kombiniert mit guter Auffassungsgabe, Denk- und Erkenntnisfähigkeit. Allem voran sollte jedoch eine echte und tiefe Liebe zur Natur und zu allen Lebewesen stehen, verbunden mit sehr viel Einfühlungsvermögen. Jede Katze vermag individuell, jedoch sehr deutlich, auszudrücken, wo gerade ihre Probleme sind; man muß nur genau hinschauen und aufmerksam beobachten.

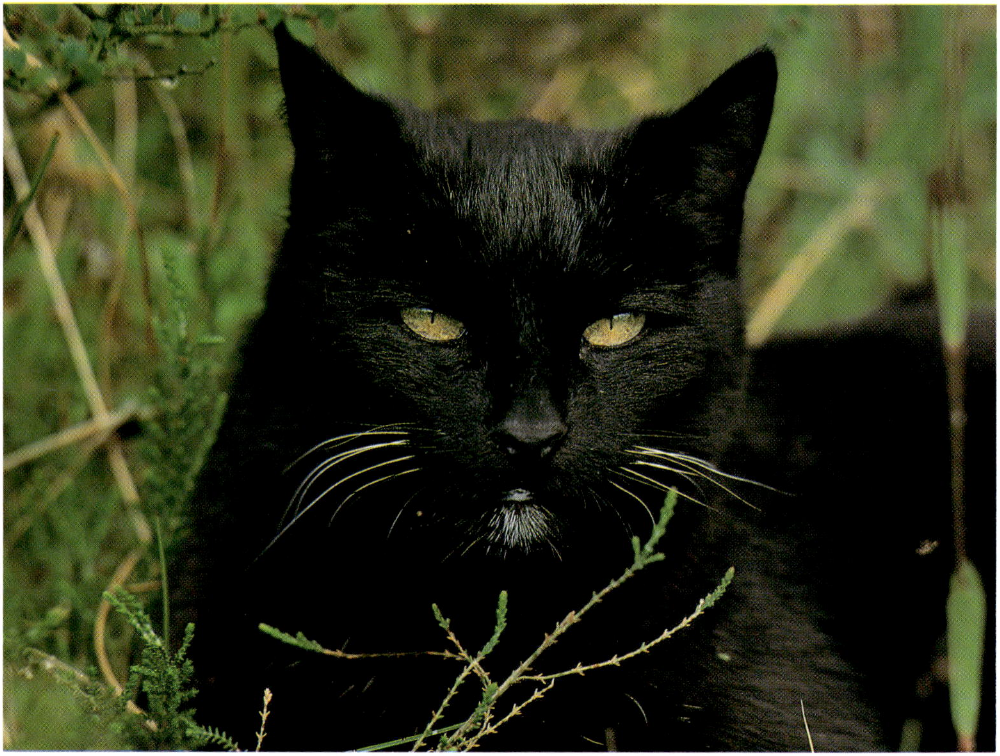

**Freilauf oder nicht – auch dies ist für das Wohlbefinden der Katze entscheidend.**

Aus den Beschreibungen der 38 Bach-Blüten auf den folgenden Seiten geht hervor, welche Blüte in der Lage ist, den jeweiligen negativen Seelenzustand zu harmonisieren. Dabei müssen nicht immer alle genannten Merkmale vorhanden sein; wichtig ist, daß der Gesamteindruck, den die Katze erweckt, mit dem der jeweiligen Blütenbeschreibung übereinstimmt.
Mit etwas Übung wird es dem aufmerksamen Leser sicher nicht schwerfallen, die geeignete Blüte für seine Katze zu finden.
In den meisten Fällen entscheidet man sich für eine Kombination mehrerer Blütenkonzentrate, weil die gezeigten Merkmale oft auf mehrere Blüten hinweisen. In der Regel wird man 3-4 Konzentrate auswählen. Allerdings kann auch eine Kombination aus 6-8 oder mehr Blüten im Einzelfall erforderlich sein. Die Erfahrung hat gezeigt, daß es im Zweifelsfall besser ist, sich für eine Kombination vieler in Frage kommender Blüten (z.B. 8 oder 9) zu entscheiden, als nur 2 oder 3 auszuwählen und dabei dann vielleicht gerade die wichtigste auszulassen. Hilfestellung zur richtigen Auswahl der Blüten gibt der Fragebogen auf der hinteren Umschlagseite des Buches.
Sollte sich einmal überhaupt keine Wirkung bzw. Harmonisierung einstellen, ist eine gründliche Überprüfung der gewählten Kombination vorzunehmen. Eine nicht optimal zusammengestellte Bach-Blüten-Mischung ist auf keinen Fall schädlich für die Katze, weil eine falsch ausgewählte Blüte vom Körper wirkungslos ausgeschieden wird. Die therapeutische Wirkung ist in solch einem Fall allerdings auch nicht optimal.

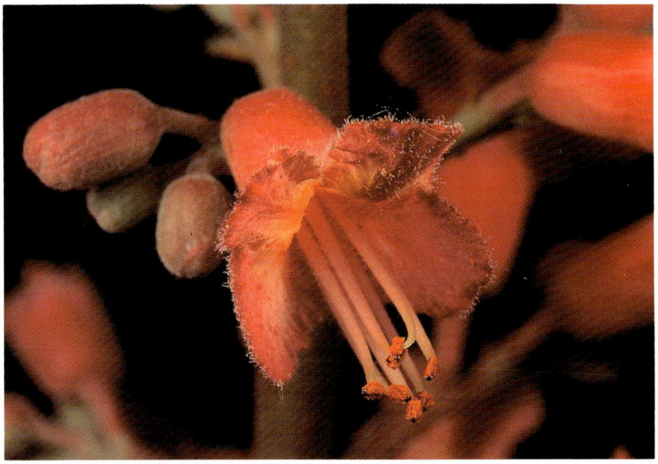

**Red Chestnut**

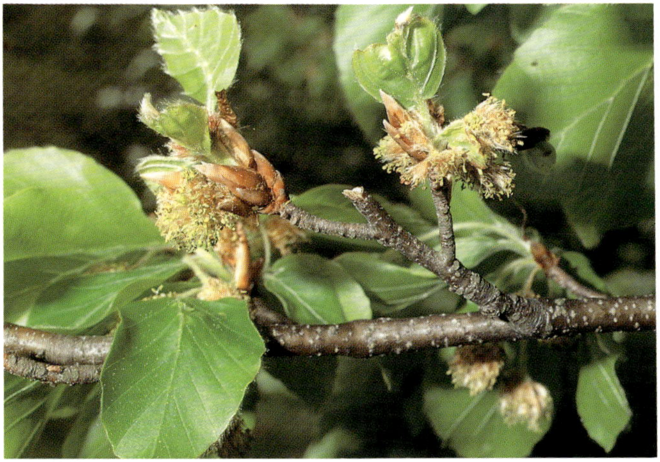

**Beech**

# 1. Agrimony

## *Odermennig, Agrimonia eupatoria*

Agrimony ist mit den Seelenpotentialen der Konfrontationsfähigkeit und der Freude verbunden. Im negativen Agrimony-Zustand versucht die Katze wie unter Zwang, Disharmonien nicht zur Kenntnis zu nehmen.

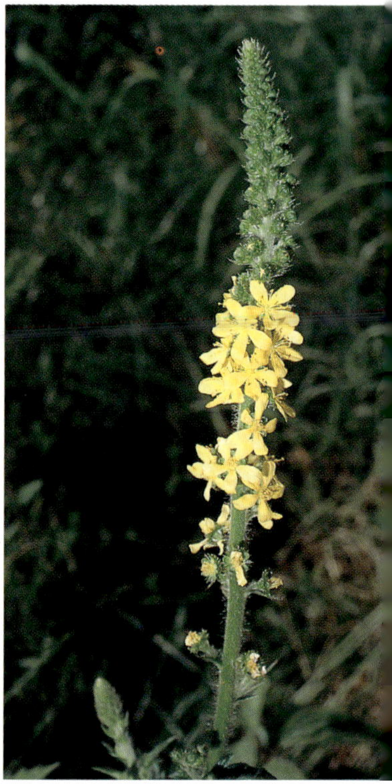

Agrimony

Weil diese Katzen ein besonders großes Bedürfnis nach Harmonie haben, schätzen sie Ruhe und Frieden über alles. Sie sind sehr gesellig, friedlich und freundlich.
Durch Disharmonien geraten sie leicht in innere Ruhelosigkeit, was sie jedoch zu überspielen versuchen. Erst durch genaues Beobachten bemerkt man, daß das Schnurren um eine winzige Spur zu fröhlich oder gar „aufgedreht" wirkt.
Die Bewegungen wirken etwas hektisch; der Bewegungsdrang dieser Tiere ist leicht erhöht.
Zu jeder Art von Aktivitäten lassen sie sich motivieren. Selbst bei Krankheit pflegen sie regelmäßig ihren Körper. Sie fressen und spielen dann auch fast wie gewohnt und wirken trotz Krankheit munter und fröhlich. Bei diesen Katzen ist ein Beobachter leicht geneigt, eine Krankheit zu verharmlosen. Bisweilen zeigen gebärende Kätzinnen den negativen Agrimony-Zustand.

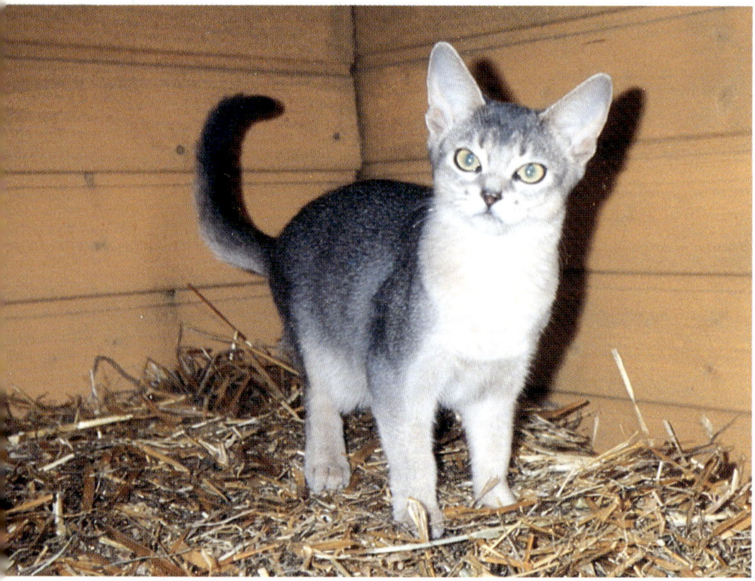

**Diese 8 Monate alte Abessinierkatze zeigt deutlich den positiven Agrimony-Zustand: Sie ist fröhlich und gut gelaunt.**

# 2. Aspen

## *Espe oder Zitterpappel, Populus tremula*

Aspen ist mit den Seelenpotentialen der Furchtlosigkeit und des Überwindens verbunden. Im negativen Aspen-Zustand zeigt die Katze viele kleine Ängstlichkeiten.

Aspen ist die Blüte für schreckhafte Katzen, die sich vor vielen Dingen fürchten.
Diese Katzen sind auffallend sensibel und oft sehr verzagt. Sie haben Angst vor allem und jedem. Häufig zeigen sie scheinbar grundlos vage Ängstlichkeit.
Wenn sie allein sind, schreien und zittern sie häufig.
Sie schlafen äußerst unruhig und erwecken den Eindruck, als ob sie auch während des Schlafens Angst haben. Oft haben sie einen zarten, zerbrechlich wirkenden Körperbau.
Relativ häufig findet man den negativen Aspen-Zustand bei kleinen, zierlichen, grau-getigerten Hauskatzen und bei Persern der Farben chinchilla oder silver-shaded.

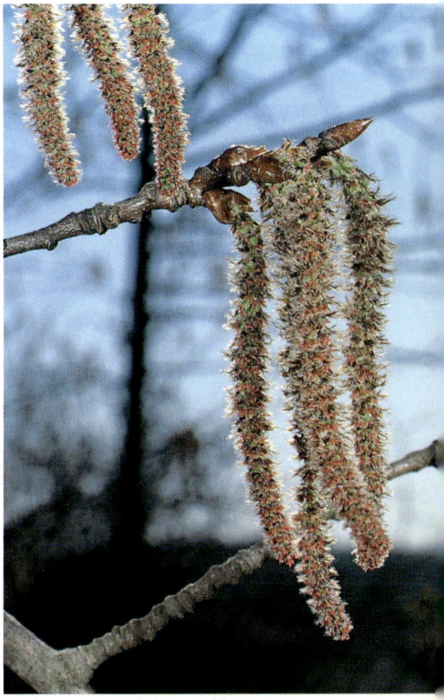

**Aspen**

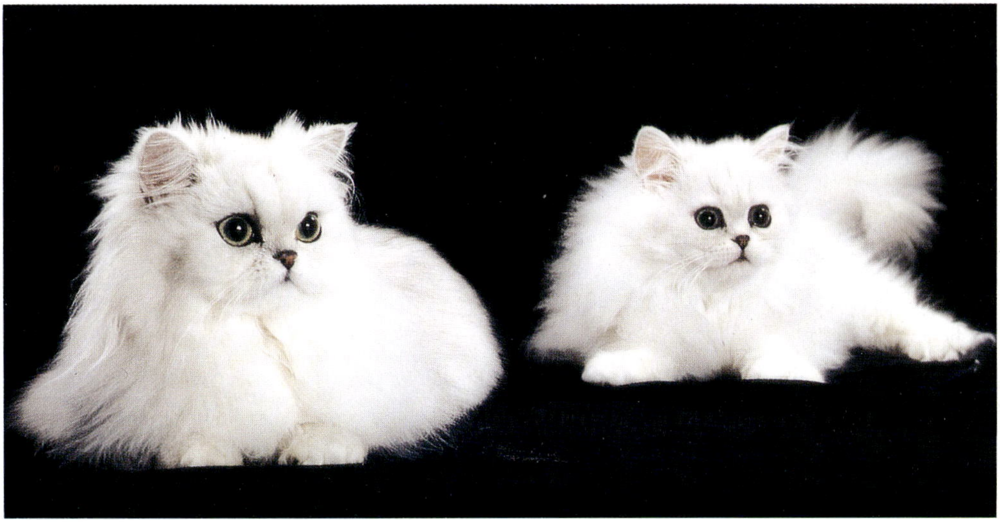

**Perser silver-shaded**

# 3. Beech

*Fagus sylvatica, Rotbuche*

Beech ist mit den Qualitäten der Toleranz und des Mitgefühls verbunden. Im negativen Beech-Zustand reagiert die Katze intolerant und aggressiv.

Typisch ist der Gesichtsausdruck dieser Katzen: Die Ohren sind fast immer leicht angelegt, die Augen leicht mißmutig zusammengekniffen.
Relativ häufig ist der negative Beech-Zustand bei roten Katzen aller Rassen zu beobachten.

Beech wirkt besänftigend bei unduldsamen und streitbaren Katzen.
Die Katze lehnt ihre Artgenossen ab; sie erweckt den Eindruck, als ob ihr diese „auf die Nerven fallen".
Häufig zeigt sie Aggressionen gegen andere Tiere und auch gegen Menschen. Sehr häufig kann man Protestreaktionen in Form von Unsauberkeit beobachten.

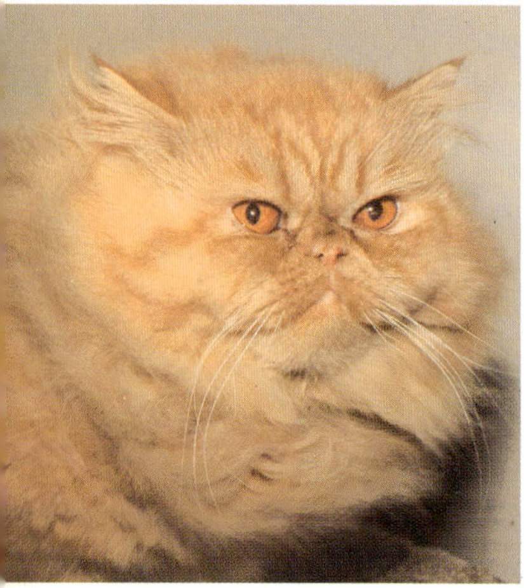

**Das Gesicht dieses roten Perserkaters drückt deutlich den negativen Beech-Zustand aus.**

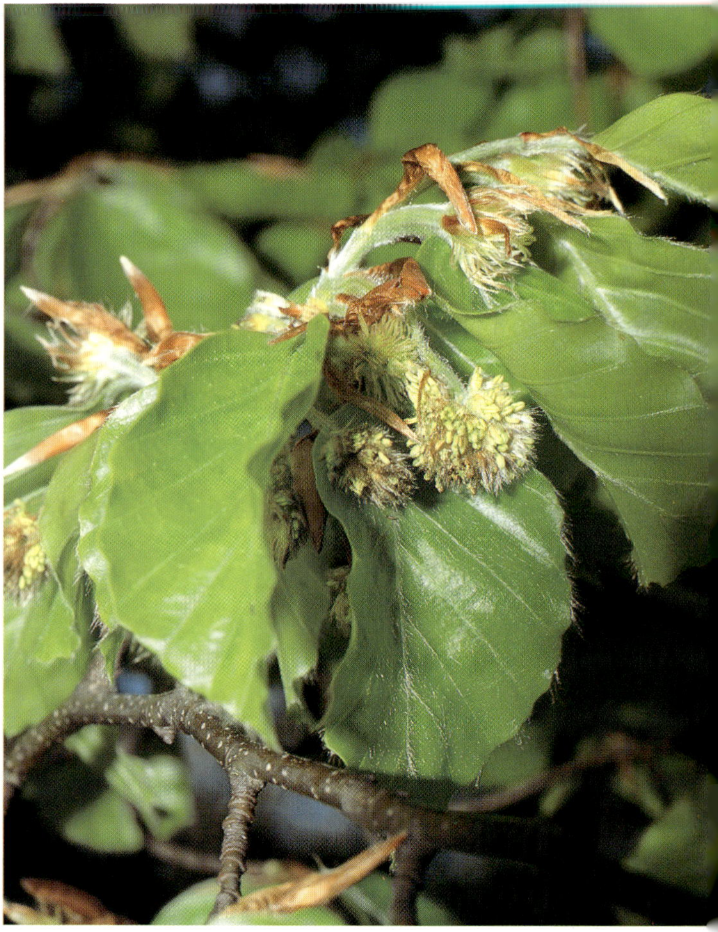

**Beech wird aus der Rotbuche gewonnen.**

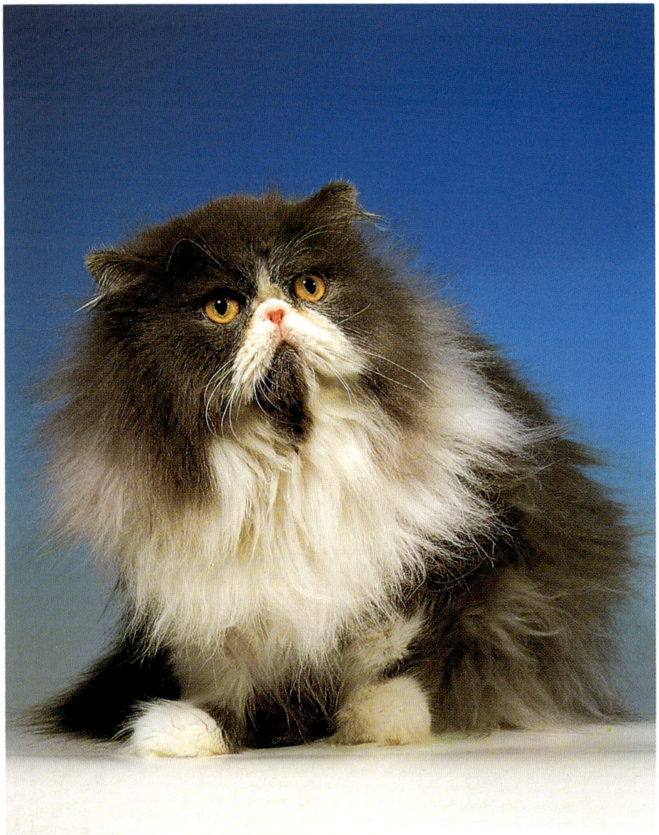

Der Gesichtsausdruck dieses blau-weißen Persers zeigt den negativen Centaury-Zustand.

## 4. Centaury

Pauli

*Tausendgüldenkraut, Centaurium umbellatum*

Centaury ist mit den Seelenqualitäten der Selbstbestimmung und der Selbstverwirklichung verbunden. Im negativen Centaury-Zustand zeigt die Katze so gut wie keinen eigenen Willen mehr.

Centaury stärkt den Willen extrem gutmütiger und unterwürfiger Katzen.
Eine solche Katze wirkt äußerst willensschwach und ist sehr brav und sanftmütig. Sie ist passiv und zeigt auch beim Spiel keine Eigeninitiative. Ohne Protest läßt sie sich durch ihre Artgenossen von der Futterschüssel verdrängen. Wenn sie angegriffen wird, unterwirft sie sich sofort. Solch eine Katze hat oft einen geduckten Gang und eine unterwürfige Körperhaltung. Sehr oft ist sie anfällig für Infektionskrankheiten, Verletzungen und Parasitenbefall.
Manche blau-weißen Perserkatzen neigen zum negativen Centaury-Zustand.

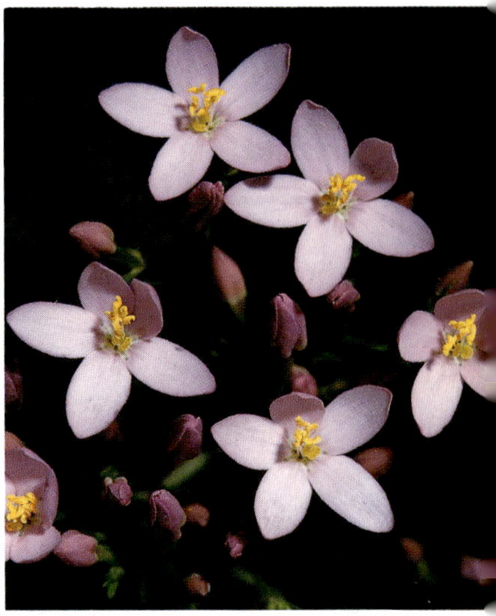

Centaury

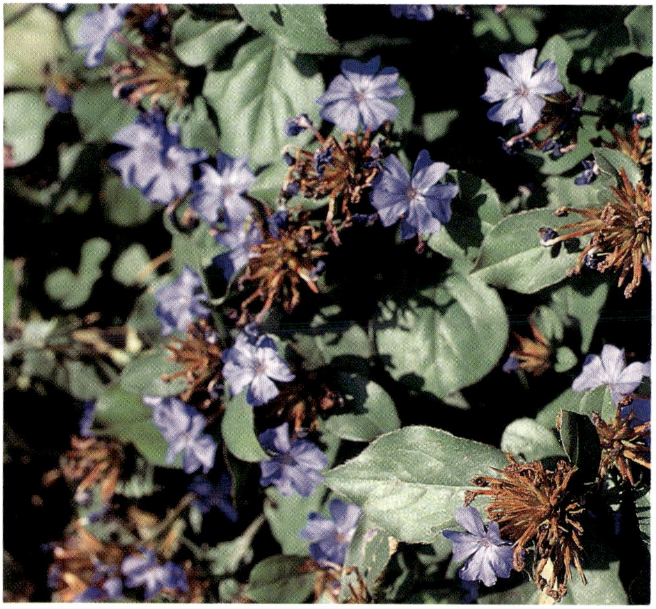

Bleiwurz liefert die Bach-Blüte Cerato.

# 5. Cerato

*Bleiwurz oder Hornkraut, Ceratostigma willmottiana*

Cerato ist mit dem Prinzip der Intuition verbunden. Im negativen Cerato-Zustand wirkt die Katze unentschlossen.

Cerato hilft Katzen, die gehemmt, unsicher und zögernd erscheinen.
Diese Katzen wirken auffällig unentschlossen. Im Umgang mit ihren Artgenossen sind sie unsicher. Oft ahmen sie das Verhalten anderer Katzen nach (z.B. deren Protestreaktionen). Meistens ordnen sie sich wahllos allen anderen Tieren unter.
Sie zeigen im Spiel kaum Eigeninitiative, häufig ist ihr Jagdtrieb nur ungenügend entwickelt.
Oft wurden diese Katzen zu früh von ihrer Mutter getrennt. Ein kleines Kätzchen braucht die Fürsorge seiner Mutter, bis es mindestens 10–12 Wochen alt ist. Ist es vorher auf sich allein gestellt, neigt es so gut wie immer zum negativen Cerato-Zustand.
Häufig brauchen diese Katzen gleichzeitig Centaury oder Scleranthus.

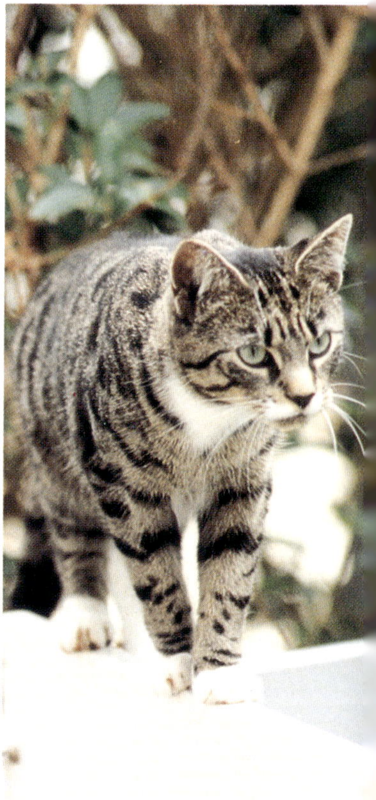

Im negativen Cerato-Zustand wirkt die Katze unentschlossen.

# 6. Cherry Plum

## *Kirsch-Pflaume, Prunus cerasifera*

Cherry Plum ist mit dem Prinzip der Gelassenheit verbunden. Im negativen Cherry-Plum-Zustand scheint die Katze unter großem innerem Druck zu stehen und neigt häufig zu plötzlichen extremen Temperamentsausbrüchen.

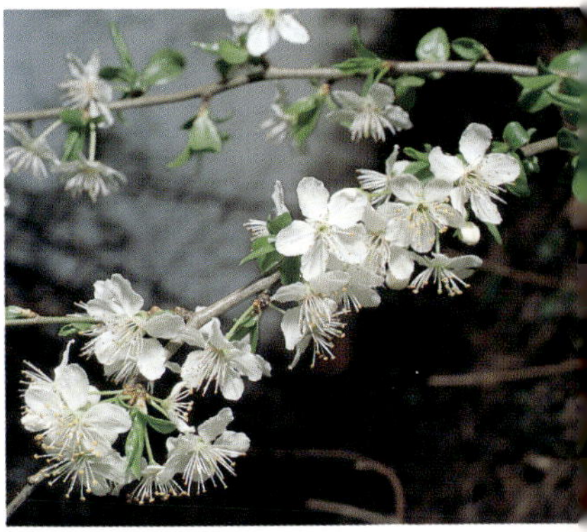

**Cherry Plum**

Cherry Plum besänftigt unkontrollierte Temperamentsausbrüche.
Es erweckt den Anschein, als stünden diese Katzen ständig unter einem großen inneren Druck. Wie unter Zwang laufen sie unablässig hin und her. Kennzeichnend sind extrem heftige aggressive Ausbrüche, wobei die Katze ihre natürlichen Waffen erbarmungslos einsetzt. Während eines solchen Anfalls läßt die Katze sich nicht mehr ansprechen; sie wird jetzt zur Gefahr für jedes andere Tier und sogar für ihre Bezugsperson.
Cherry Plum findet weniger als Einzelblüte Verwendung; häufig ist ihr Einsatz in Form von Rescue (siehe dort) angezeigt.
Rotgestromte, unkastrierte Hauskater zeigen neben dem negativen Cherry-Plum-Zustand häufig auch noch den Beech-Zustand (siehe dort).

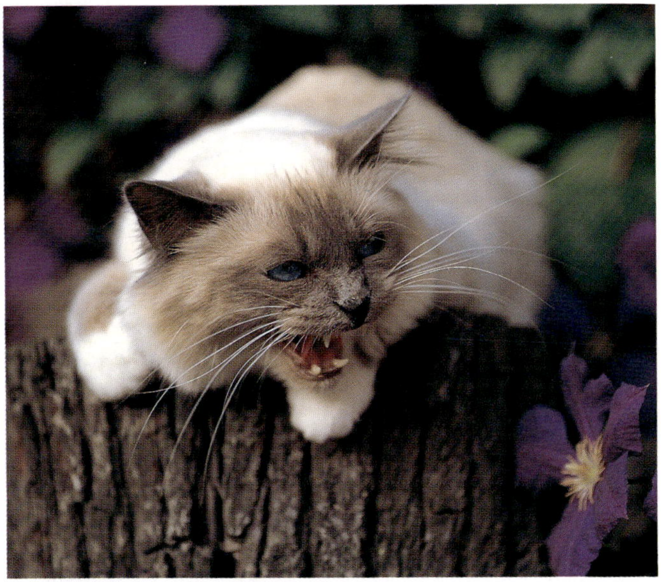

**Die Birmakatze ist kurz vor einem aggressiven Ausbruch.**

**TIP:** Häufig läßt unterdrückte Angst diese Katzen „ausrasten“. Deshalb braucht unser Stubentiger im Anschluß an einen solchen Anfall besonders liebevolle Zuwendung. Eine Bestrafung oder Schimpfen ist in dieser Situation völlig falsch, weil dadurch die Angst nur noch vergrößert wird. Auf jeden Fall muß die Ursache der Angst abgeklärt und entsprechend behandelt werden.

# 7. Chestnut Bud

## *Knospe der Roßkastanie, Aesculus hippocastanum*

Chestnut Bud ist mit dem Seelenpotential des Lernens verbunden. Im negativen Chestnut-Bud-Zustand fällt es der Katze schwer, aus schlechten Erfahrungen zu lernen.

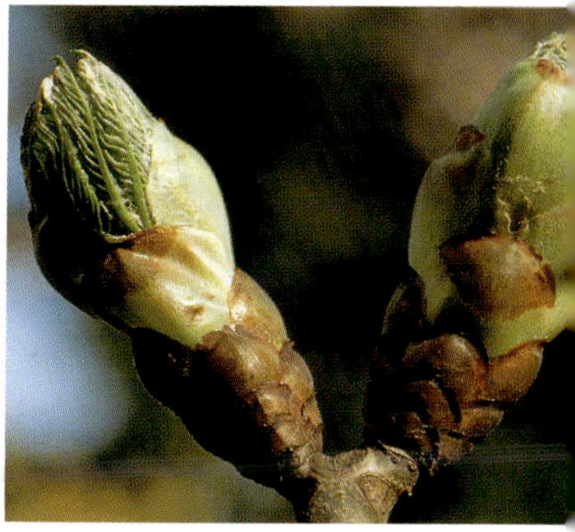

**Chestnut Bud**

Chestnut Bud hilft der Katze, aus negativen Erfahrungen zu lernen.
Immer wieder machen diese Katzen die gleichen Fehler. Sie erleiden ständig die gleichen Unfälle oder Mißgeschicke. Anscheinend sind sie unfähig, negative Erfahrungen zu verarbeiten und daraus zu lernen. Häufig wirken sie unaufmerksam und ungelehrig.
Obwohl Katzen allgemein als sehr reinlich bekannt sind, vergessen diese Tiere immer wieder, daß sie eigentlich ihre Toilette benutzen sollen.
Der negative Chestnut-Bud-Zustand zeigt sich häufig auch körperlich. Solche Katzen leiden an periodisch auftretenden Erkrankungen, wie zum Beispiel immer wiederkehrende Muskelkrämpfe oder sich häufig wiederholende Augen- und Atemwegserkrankungen (oft bei Perserkatzen zu beobachten).

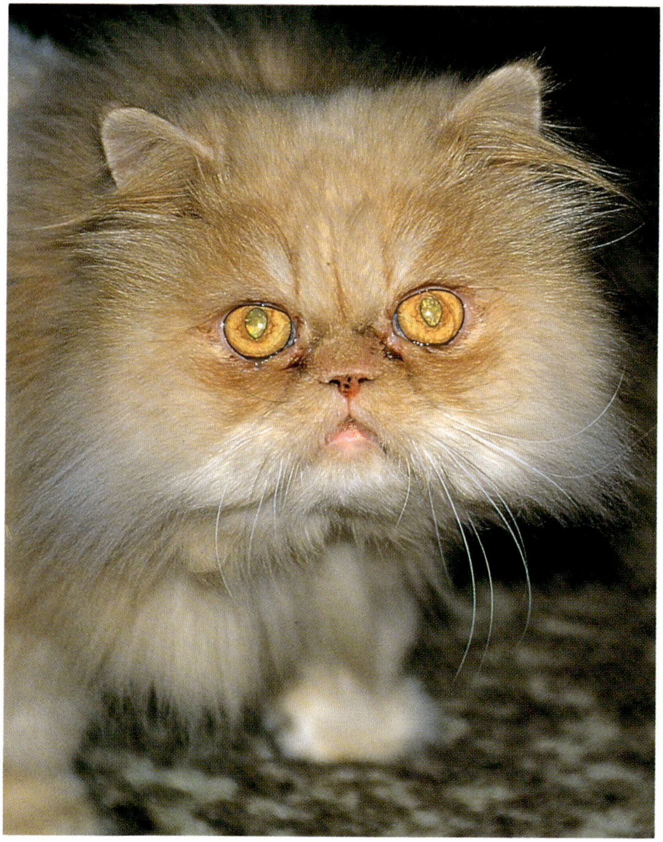

**Dieser Perserkater ist im negativen Chestnut-Bud-Zustand und leidet an einer periodisch auftretenden Entzündung der Augen.**

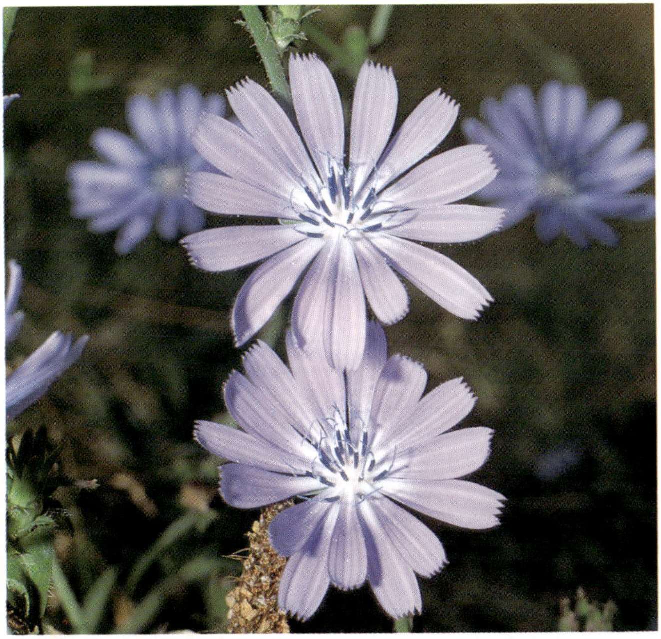

**Chicory wird aus der Wegwarte gewonnen.**

# 8. Chicory Paulinchen

*Wegwarte, Cichorium intybus*

Chicory ist mit den Seelenpotentialen der Mütterlichkeit und der selbstlosen Liebe verbunden. Im negativen Chicory-Zustand wirkt die Katze egoistisch und selbstbezogen.

Chicory ist eine Blüte für Katzen, die immer im Mittelpunkt stehen wollen. Diese Katzen erwarten ständig volle Zuwendung und reagieren mit Protest, wenn sie sie nicht bekommen. Ihr gesamtes Verhalten wirkt übertrieben, oft sind sie aufdringlich. Durch dauerndes Miauen versuchen sie, die Aufmerksamkeit anderer Tiere oder ihrer Bezugspersonen zu erregen. Solche Katzenmütter bewachen ihre Jungen überfürsorglich und putzen sie fast ständig. Manchmal entwickeln diese Katzen Untugenden, wie z.B. das Kratzen an Möbeln und Tapeten. Bei Zurückweisungen reagieren sie besonders empfindlich und sind lange beleidigt. Bei Krankheit sind sie äußerst wehleidig und neigen zur Übertreibung. Dabei entwickeln sie oft beachtliche schauspielerische Fähigkeiten.

Den negativen Chicory-Zustand kann man oft bei dreifarbigen (schildpatt-weiß) Katzen beobachten. Häufig wird Chicory zusammen mit Heather (siehe dort) verabreicht.

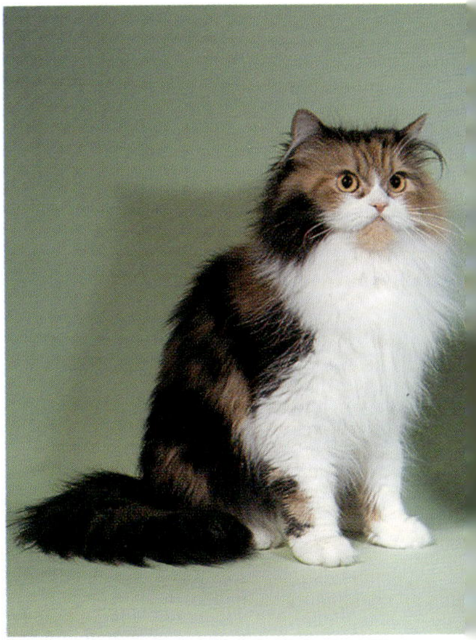

**Schildpatt-weiße Katzen neigen zum negativen Chicory-Zustand.**

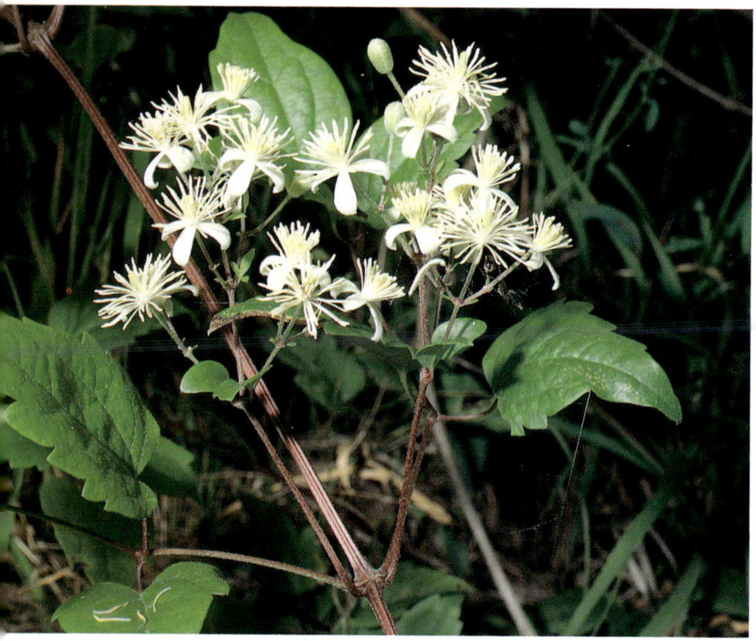

Bach-Blüte Clematis: die Waldrebe

# 9. Clematis

## *Weiße Waldrebe, Clematis vitalba*

Clematis ist mit dem Seelenpotential des schöpferischen Idealismus verbunden. Im negativen Clematis-Zustand scheint die Katze ihre Umgebung nicht richtig wahrzunehmen.

Clematis stärkt den Realitätssinn verträumt und teilnahmslos wirkender Katzen.
Diese Katzen wirken ständig gleichgültig und abwesend. Sie zeigen so gut wie kein Interesse für ihre Umgebung; sie sind antriebsarm und spielen so gut wie nie.
Katzen im negativen Clematis-Zustand schlafen auffallend viel oder dösen ständig. Ihr Blick ist verträumt und scheint aus weiter Ferne zu kommen. Der Gesichtsausdruck wirkt immer leicht abwesend.
Der Selbsterhaltungstrieb solcher Katzen ist schwach ausgeprägt. Bei Krankheit sind sie oft völlig apathisch. Infolge des durch ihre Antriebsarmut bedingten Bewegungsmangels neigen diese Katzen häufig zu Übergewicht. Entweder sollten sie zusammen mit einem lebhaften Artgenossen gehalten werden, der sie zum Spielen auffordert, oder die Bezugsperson muß sie regelmäßig zu Aktivitäten animieren.
Clematis ist auch Bestandteil von Rescue und beugt einer Bewußtlosigkeit vor.

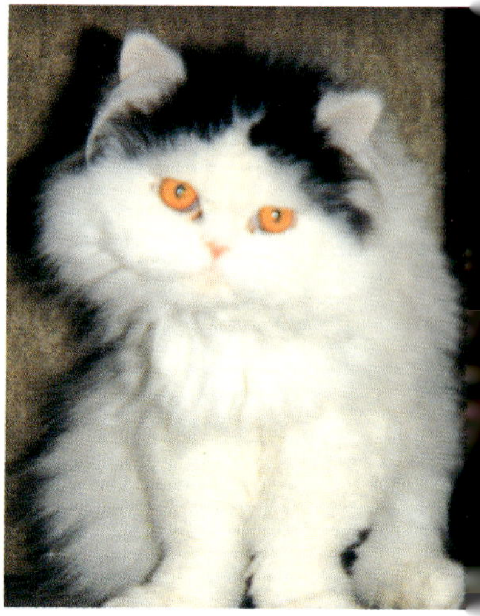

Im negativen Clematis-Zustand wirkt die Katze immer verträumt – wie diese schwarzweiße Perser.

# 10. Crab Apple

*Holzapfel, Malus pumila*

Crab Apple ist mit den Prinzipien der Reinheit, Ordnung und Vollkommenheit verbunden. Im negativen Crab-Apple-Zustand zeigt die Katze ein stark übertriebenes Putz- und Reinlichkeitsverhalten.

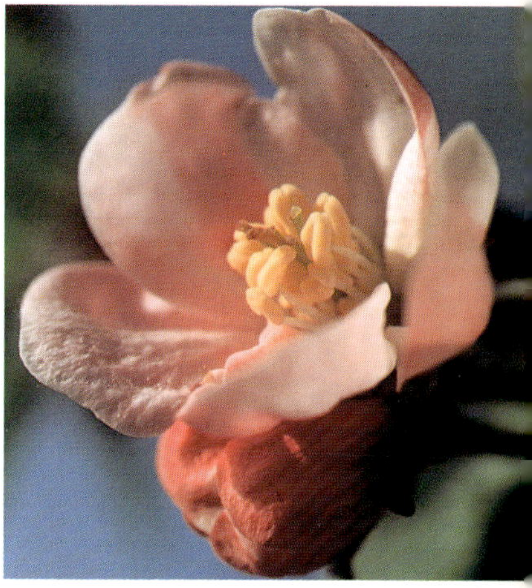

**Crab Apple**

Crab Apple ist eine Blüte für Katzen, die sich übertrieben häufig putzen und kratzen. Diese Katzen scheinen sich ständig unsauber zu fühlen. Sie putzen sich deutlich mehr, als es von Natur aus üblich ist. Häufig kratzen sie sich scheinbar grundlos. Wasser und Futter, welches etwas länger im Schälchen steht oder, aus welchen Gründen auch immer, als unpassend empfunden wird, lehnt die Katze ab. Oft vollführt sie dann über dem Wasser- oder Futternapf imaginäre Kratz- und Scharrbewegungen. Eine bereits benutzte Toilette wird auf keinen Fall angenommen, statt dessen werden Kot und Urin unmittelbar vor oder neben der Toilette abgesetzt.

Da diese Katzen zu Parasitenbefall und auch zu Hauterkrankungen (z.B. Pilzbefall) neigen, muß vor dem Einsatz von Crab Apple unbedingt abgeklärt werden, ob nicht doch eine derartige Erkrankung vorliegt.

Diese Blüte hat sich auch für die Nachbehandlung von Vergiftungen bewährt.

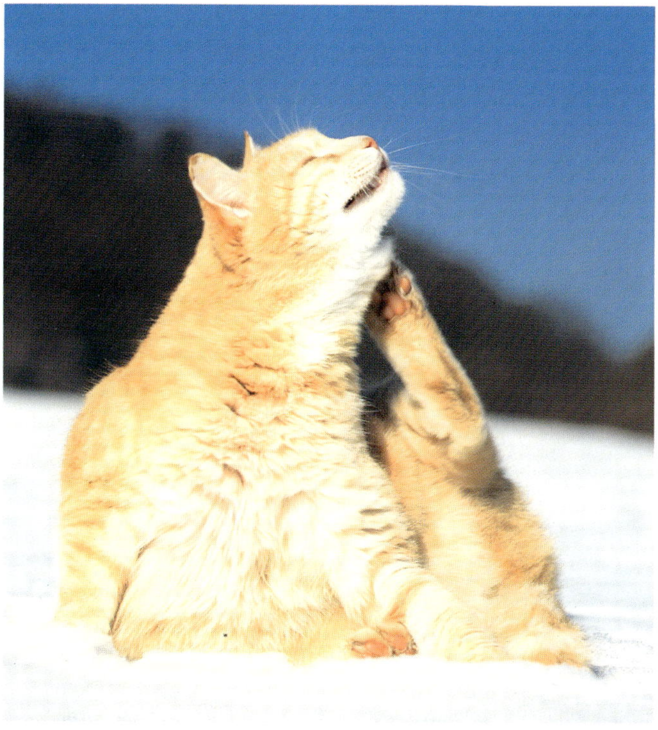

**Im negativen Crab-Apple-Zustand kratzen sich die Katzen häufig.**

# 11. Elm

## *Ulme, Ulmus procera*

Elm ist verbunden mit dem Prinzip der Verantwortlichkeit. Im negativen Elm-Zustand wirken große, kräftige Katzen plötzlich erschöpft.

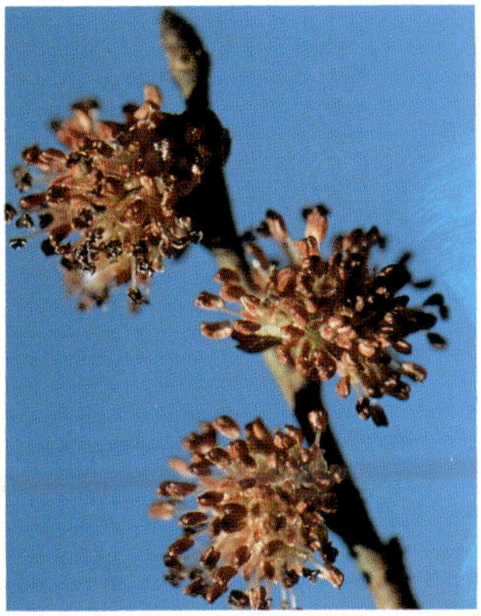

Elm

Elm eignet sich für kräftige, robuste Katzen, die plötzlich niedergeschlagen und matt erscheinen.
Diese Katzen scheinen sich überfordert zu fühlen.
Große und kräftige Katzen (wie zum Beispiel Kartäuser) wirken plötzlich müde und deprimiert. Normalerweise lebhafte Tiere sitzen plötzlich lustlos herum. Ihr Gesichtsausdruck wirkt traurig.
Kätzinnen zeigen den negativen Elm-Zustand manchmal während der Säugeperiode. Vor der Verabreichung von Elm sollte unbedingt geprüft werden, ob die Katze nicht tatsächlich überfordert wird.

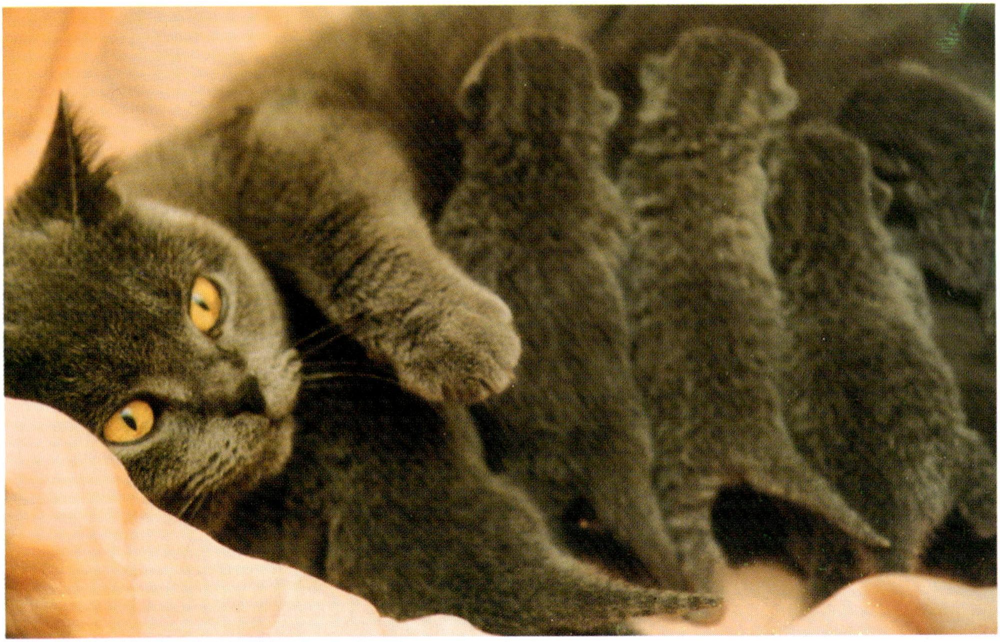

**Eine kräftige Kartäuser, bedingt durch die Aufzucht ihrer Jungtiere im negativen Elm-Zustand**

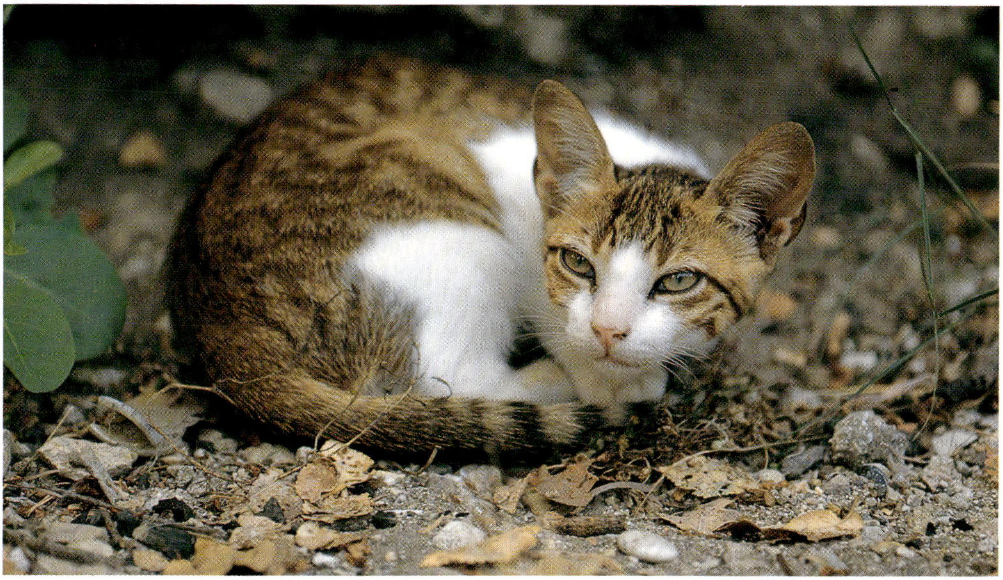

**Mißtrauische, scheinbar negativ gestimmte Hauskatze**

# 12. Gentian

*Herbstenzian, Gentiana amarella*

Gentian ist mit dem Konzept des Glaubens an die höhere Ordnung verbunden. Eine Katze im negativen Gentian-Zustand reagiert zögernd und skeptisch.

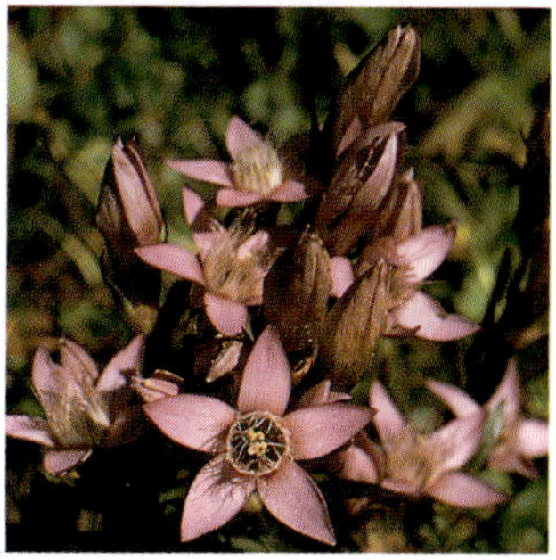

**Gentian**

Gentian hilft mißtrauischen, scheinbar negativ gestimmten Katzen.
Katzen im negativen Gentian-Zustand sind argwöhnisch und lassen sich leicht entmutigen. Neuen Situationen begegnen sie mit äußerster Vorsicht und ziehen sich oft sofort zurück.
Sie lassen sich weder berühren oder streicheln, noch nehmen sie von Hand angebotene Leckerbissen an.
Weil ihnen das Vertrauen zum Menschen überhaupt fehlt, haben sie keine Bezugsperson. Aus Mangel an Vertrauen fehlt ihnen auch der Kontakt zu Artgenossen.
Der negative Gentian-Zustand tritt häufig nach Besitzerwechsel oder Partnerverlust auf (zusammen mit Honeysuckle, siehe dort). Auf jeden Fall sollte nach der Ursache des Mißtrauens geforscht werden. Gegebenenfalls ist dann auch eine Behandlung mit Star of Bethlehem (siehe dort) erforderlich.

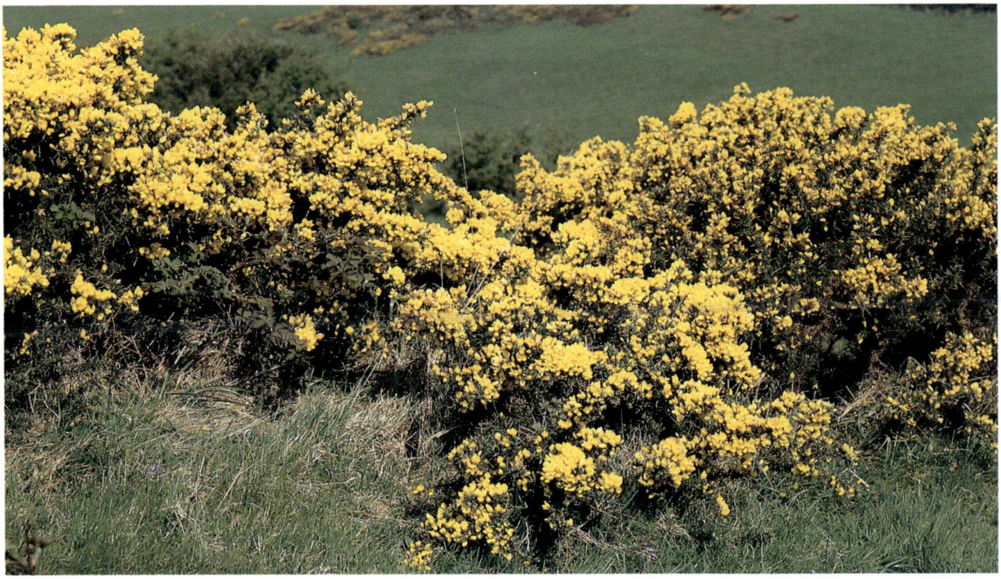

Stechginster, die Bach-Blüte Gorse

# 13. Gorse

*Stechginster, Ulex europaeus*

Gorse ist mit dem Seelenpotential der Hoffnung verbunden. Im negativen Gorse-Zustand hat die Katze die Hoffnung aufgegeben.

Diese Blüte verleiht neue Hoffnung in scheinbar ausweglosen Situationen.
Die Katze wirkt kraftlos und müde. Sie hat offensichtlich resigniert und zeigt keine Antriebskraft mehr. Sie betreibt auch keine Körperpflege mehr und wirkt apathisch. Ihr Augenausdruck ist traurig, müde und stumpf. Sie verweigert Futter und Wasser, oft wird sie auch unsauber. Häufig ist der negative Gorse-Zustand bei Katzen zu beobachten, die einen langen Leidensweg hinter sich haben. Bei chronischen Erkrankungen zeigt sich oft zusätzlich der negative Olive-, Hornbeam- oder Wild-Rose-Zustand.

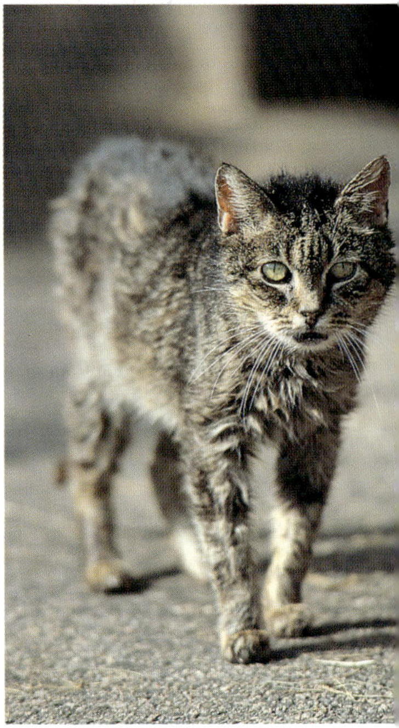

Sie ist kraftlos und müde.

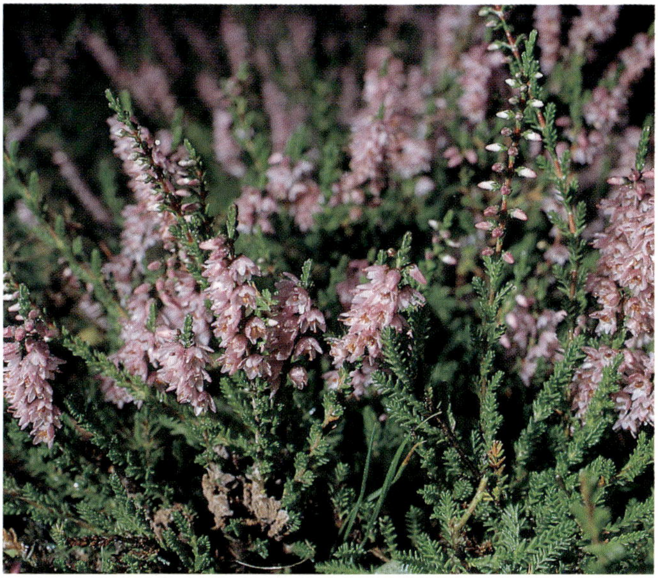

Heather: Schottisches Heidekraut

# 14. Heather

*Schottisches Heidekraut, Calluna vulgaris*

Heather ist mit den Seelenqualitäten des Einfühlungsvermögens und der Hilfsbereitschaft verbunden. Im negativen Heather-Zustand fordert die Katze übertrieben viel Zuwendung.

Heather wirkt heilsam bei übertrieben anhänglichen Katzen.
Eine Katze im negativen Heather-Zustand versucht ständig, sich in den Mittelpunkt zu drängen, sie ist übertrieben anlehnungsbedürftig. Häufig sucht sie die Nähe anderer Tiere, ihrer Bezugsperson oder auch völlig fremder Menschen; dabei ist sie überhaupt nicht wählerisch.
Durch häufiges Miauen, „Köpfchengeben" und unter Umständen sogar durch Kratzen versucht sie, immer Aufmerksamkeit auf sich zu lenken. Sie verfolgt ihre Bezugsperson auf Schritt und Tritt und versucht oft, an deren Beinen hochzuklettern.
Diesen Zustand kann man häufig bei den an sich schon anhänglichen Burma-Katzen beobachten. Wird solch eine Katze alleingelassen, reagiert sie mit Protestaktionen (z.B. Unsauberkeit). Eine Katze, die Heather braucht, sollte möglichst nicht als Einzeltier gehalten werden.
Sehr oft muß Heather mit Chicory (siehe dort) kombiniert werden.

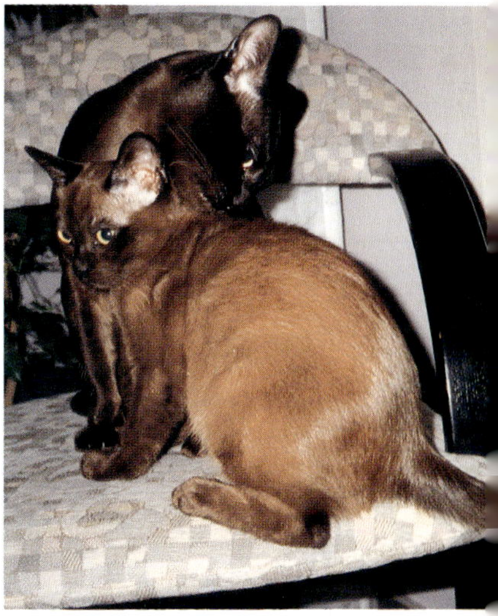

**Braune Burma-Katzen neigen manchmal zum negativen Heather-Zustand und sollten möglichst nicht als Einzeltier gehalten werden.**

# 15. Holly

Paulinchen

## *Stechpalme, Ilex aquifolium*

Holly ist mit dem Prinzip der allumfassenden göttlichen Liebe verbunden. Im negativen Holly-Zustand ist die Katze eifersüchtig und aggressiv.

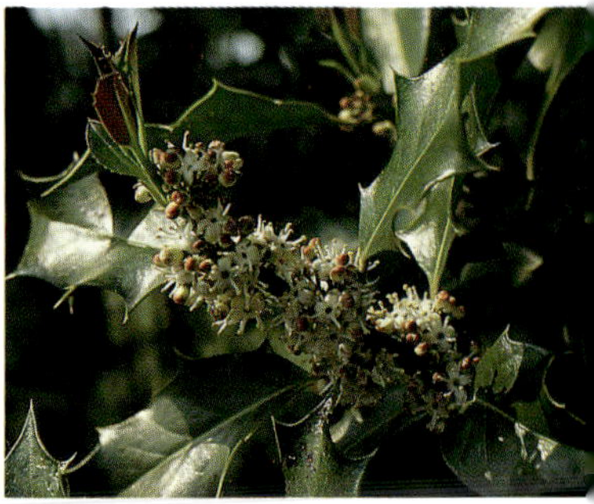

**Holly**

Holly wirkt harmonisierend bei Mißgunst und Aggressionen gegen bestimmte Lebewesen.
Katzen im negativen Holly-Zustand sind eifersüchtig und irritiert; ihr Benehmen ist auffällig feindselig. Häufig kommt es zu Wutausbrüchen und Aggressionen. Ihre Feindseligkeiten richten sich ganz gezielt gegen ein bestimmtes Tier oder einen bestimmten Menschen (nicht wahllos wie bei Beech, siehe dort).

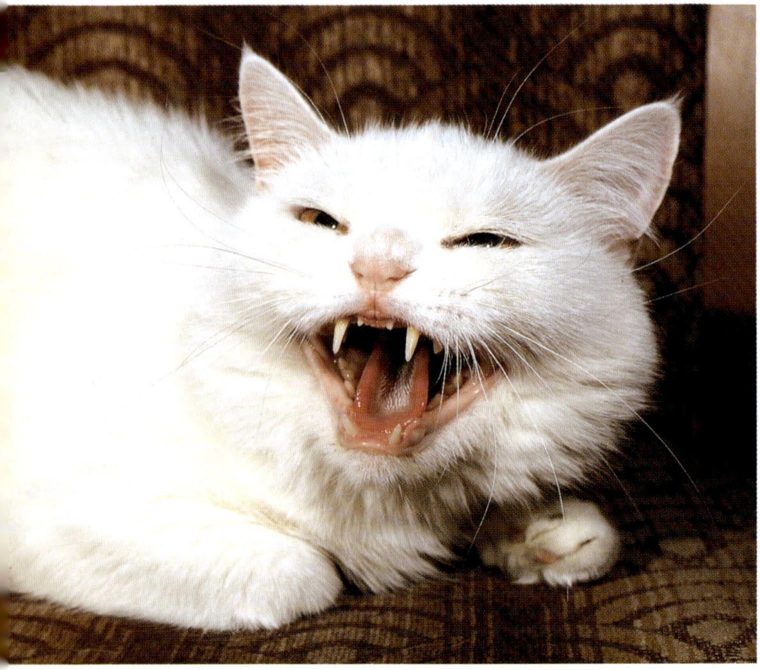

**Eifersüchtige, aggressive Europäisch-Kurzhaar-Katze**

Gelegentlich werden diese Katzen aus Trotz unsauber. Es erweckt den Anschein, als wollten diese Tiere ihre Bezugsperson für sich allein beanspruchen und mit keinem anderen Lebewesen teilen; deshalb richten sich die Aggressionen solcher Katzen oft gegen den Partner oder das Baby „ihres" Menschen.
Katzen, die zum negativen Holly-Zustand neigen, sollten als Einzeltier gehalten werden.

**TIP:** Therapiebegleitend sollte der Katze besonders viel liebevolle Zuwendung geschenkt werden. Für ihre Aggressionen sollte man sie weder bestrafen noch mit ihr schimpfen, das würde ihre Wutausbrüche und Eifersucht nur forcieren. Trotzreaktionen werden am besten einfach ignoriert, im Laufe der Therapie schwinden sie von selbst.

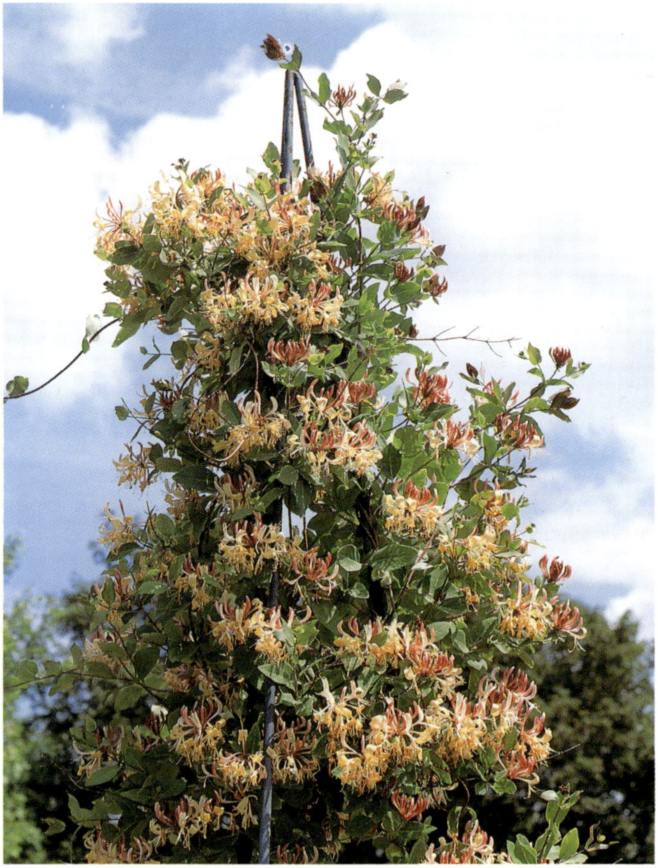

Honeysuckle: Geißblatt ist eine dekorative Pflanze.

# 16. Honeysuckle

*Geißblatt, Jelängerjelieber, Lonicera caprifolium*

Honeysuckle ist mit dem Prinzip der Wandlungsfähigkeit verbunden. Im negativen Honeysuckle-Zustand ist die Katze nicht in der Lage, neue Lebensumstände zu akzeptieren.

Honeysuckle hilft Heimweh zu überwinden.
Eine Katze im negativen Honeysuckle-Zustand zeigt kein Interesse am gegenwärtigen Geschehen, weil sie sich nur schwer von der Vergangenheit lösen kann. Sie kann einen Besitzer- oder Ortswechsel nicht verkraften und sich nicht an eine neue Umgebung gewöhnen.
Solch eine Katze verkriecht sich oft in dunkle Ecken und jammert häufig vor Heimweh. Sie verweigert Wasser und Nahrung und lehnt selbst die besten Leckerbissen ab. Diesen Zustand findet man häufig bei Neuankömmlingen in Tierheimen oder -pensionen.
Oft findet man neben dem Honeysuckle-Zustand auch noch als weitere Mittel Star of Bethlehem oder Walnut (siehe dort).

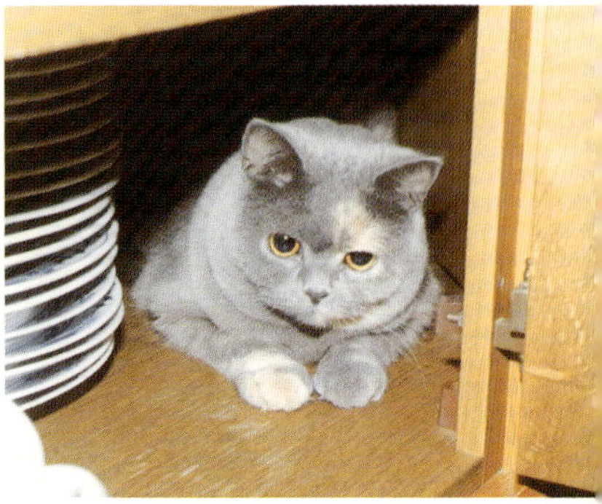

Katzen im negativen Honeysuckle-Zustand verkriechen sich gern.

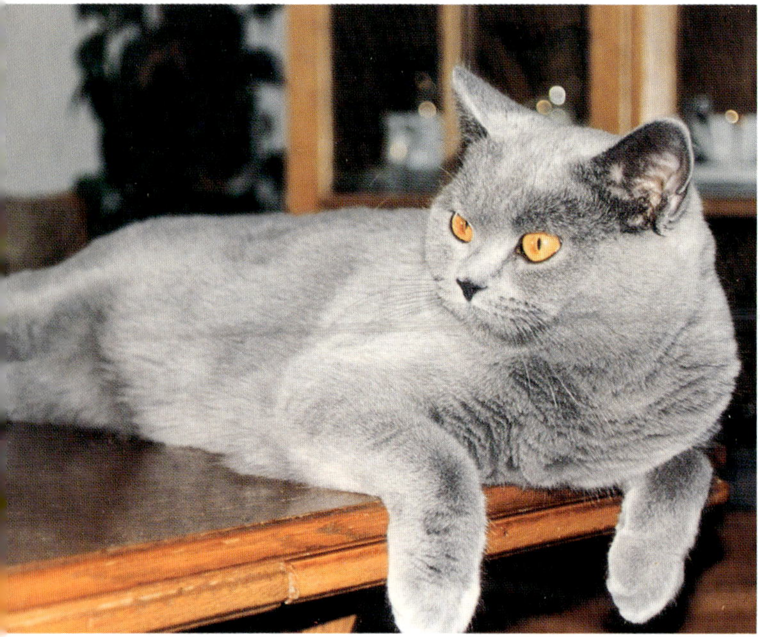

Große Katzen mit schwerem Körperbau wie diese British Shorthair neigen manchmal zum negativen Hornbeam-Zustand.

# 17. Hornbeam

*Weißbuche oder Hainbuche, Carpinus betulus*

Hornbeam ist mit dem Seelenpotential der inneren Lebendigkeit verbunden. Im negativen Hornbeam-Zustand wirkt die Katze müde und antriebslos.

Hornbeam verleiht neue Antriebskraft.
Katzen im negativen Hornbeam-Zustand erwecken einen müden und trägen Eindruck. Sie wirken lustlos und unmotiviert und lassen sich nur mit Mühe zum Spielen bewegen. Ihnen fehlen Energie und Spannkraft. Bei den ersten Anzeichen einer Krankheit sind sie bereits erschöpft und erholen sich nur langsam. Häufig neigen solche Katzen zu Bindegewebsschwäche und zu geröteten Augen.
Jungtiere entwickeln sich langsamer als ihre Altersgenossen. Wenn sie zu laufen beginnen, sind sie oft stark vorderlastig; es sieht dann so aus, als würden sie jeden Moment auf die Nase fallen.
Katzen der schweren, grobknochigen Rassen wie z.B. Perser, Exotic Shorthair, British Shorthair und andere neigen mehr zu dem negativen Hornbeam-Zustand als Katzen der leichten, feinknochigen Rassen wie z.B. Siam, Burma und Abessinier.
Hornbeam hat sich zur Nachbehandlung von Krankheiten bewährt. Bevor eine Katze mit Hornbeam behandelt wird, sollte immer genau festgestellt werden, ob sie nicht tatsächlich überfordert wird.

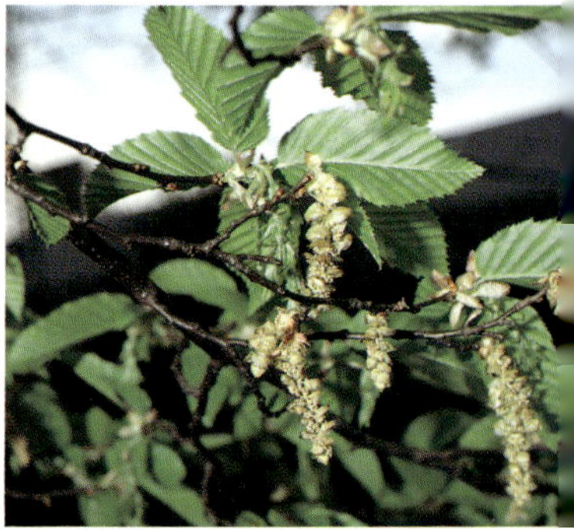

**Hornbeam**

# 18. Impatiens

*Drüsentragendes Springkraut, Impatiens glandulifera* Paulinchen

Impatiens steht in Verbindung mit den Seelenqualitäten der Geduld und Sanftmut. Im negativen Impatiens-Zustand ist die Katze ungeduldig.

Impatiens harmonisiert ungeduldig, hektisch und gereizt wirkende Katzen.
Diese Katzen scheinen ständig unter einer inneren Spannung zu stehen. Meistens sind sie sehr schlank und äußerst flink.
Katzen im negativen Impatiens-Zustand wirken fast ständig ungehalten und neigen zu überschießenden Reaktionen. Nichts geht ihnen schnell genug, vor lauter Ungeduld werden sie aggressiv. Angebotene Leckerbissen reißen sie aus der Hand. Das Futter wird hastig, fast unzerkaut, verschlungen; infolgedessen kommt es gelegentlich zum Erbrechen von unverdautem Futter unmittelbar nach dem Fressen.
Katzen der schlanken Kurzhaar-Rassen (z.B. Orientalisch Kurzhaar, Abessinier, Burma u.a.) zeigen den negativen Impatiens-Zustand etwas häufiger als andere.

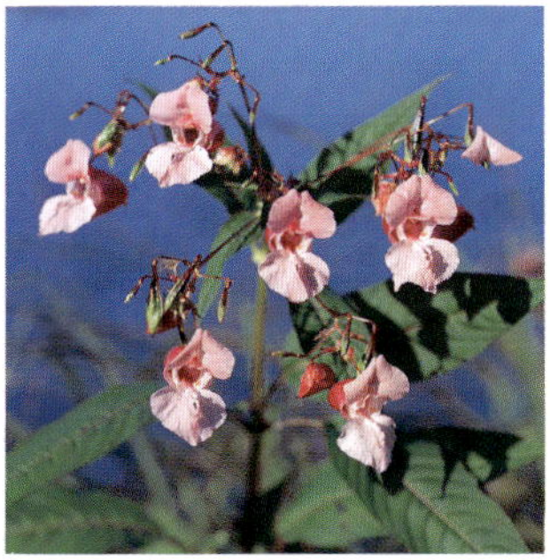

**Impatiens**

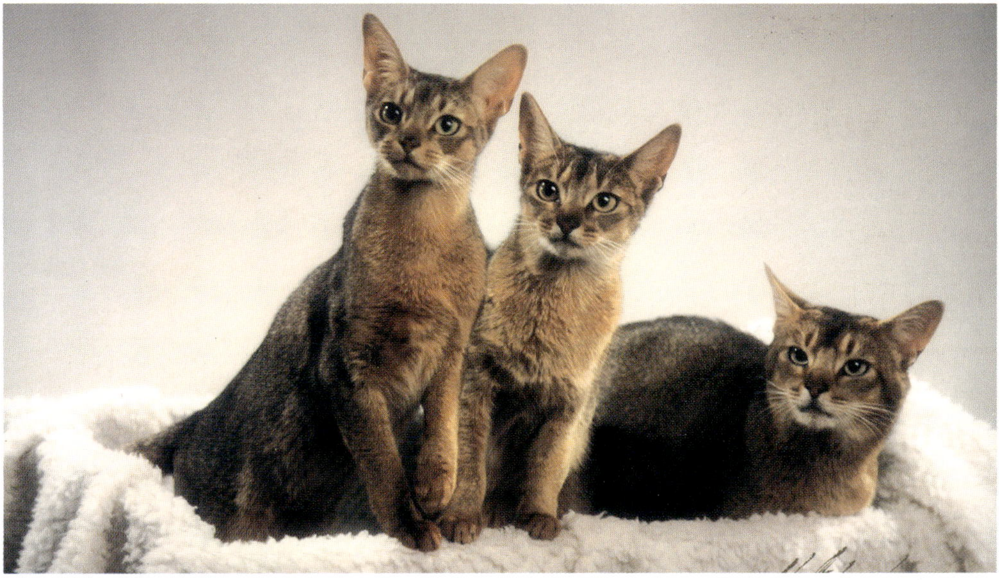

**Typvolle, aufmerksam schauende Abessinier**

# 19. Larch

Pauli 7

*Lärche, Larix decidua*

Larch ist mit der Seelenqualität des Selbstvertrauens verbunden. Im negativen Larch-Zustand mangelt es der Katze an jeglichem Vertrauen in die eigenen Fähigkeiten. Larch hilft schüchternen und sich unterlegen fühlenden Katzen.

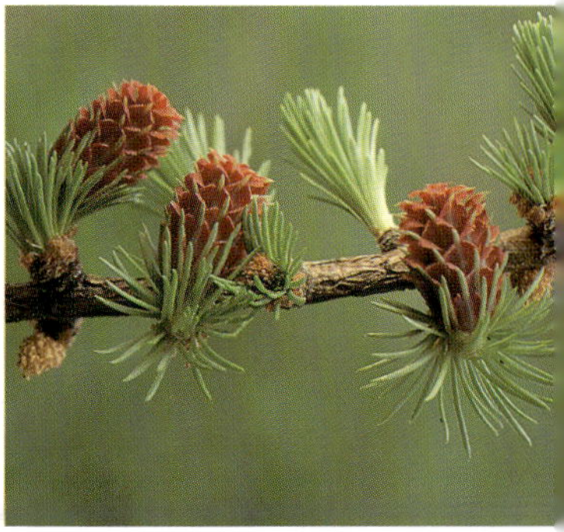

**Larch**

Katzen im negativen Larch-Zustand haben fast kein Selbstvertrauen und erwecken den Eindruck, als ob sie sich minderwertig fühlen. Solch eine Katze fühlt sich ihren Artgenossen unterlegen; bei einem Angriff tritt sie sofort den Rückzug an.

Neuen Situationen steht sie entweder passiv gegenüber, oder sie zieht sich sofort zurück.

Auffällig ist bei dieser Katze ihre geduckte Körperhaltung. Ihren Schwanz trägt sie so gut wie nie erhoben, sondern immer nachschleifend.

Bei der Fütterung hält sie sich abwartend im Hintergrund, um sich mit den Resten zu begnügen, die ihre Artgenossen übriglassen.

Ihr Körperbau ist meist klein und gedrungen.

Zur Stärkung des Selbstvertrauens wird Larch meist mit Centaury (siehe dort) kombiniert.

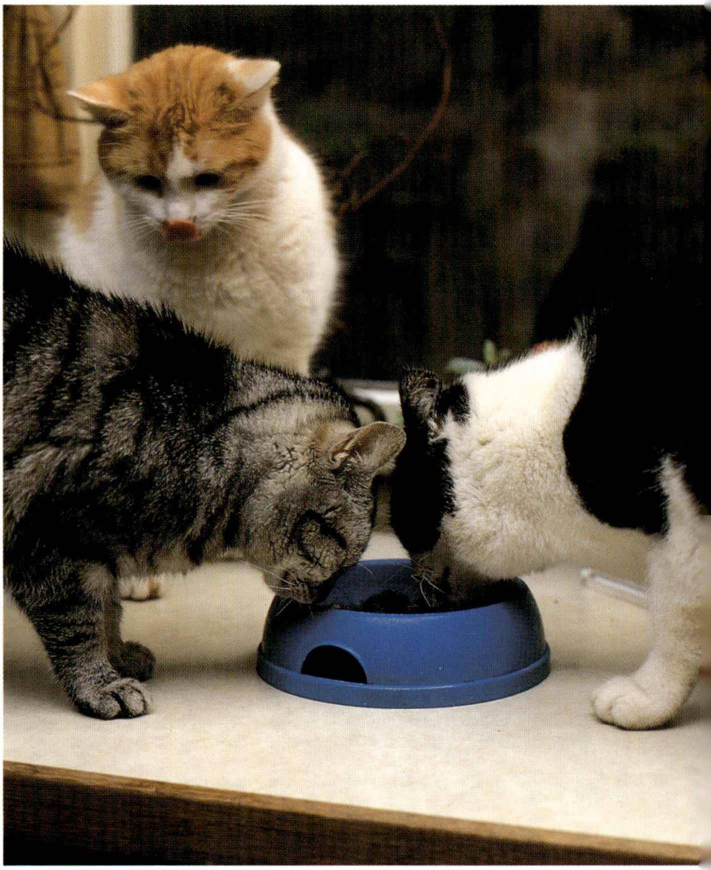

**Sie wartet und begnügt sich mit den Futterresten.**

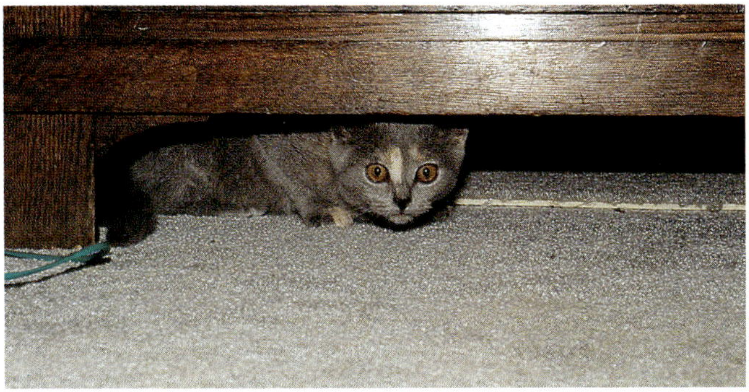

**Aus Angst vor einer bestimmten Situation verkriecht sie sich.**

## 20. Mimulus

*Gefleckte Gauklerblume, Mimulus guttatus*

Mimulus steht in Verbindung mit den Seelenqualitäten der Tapferkeit und des Vertrauens. Im negativen Mimulus-Zustand ist die Katze überempfindlich und hat häufig Angst vor bestimmten Situationen oder Lebewesen.

Mimulus hilft, die Angst vor bestimmten Lebewesen und Situationen zu überwinden. Katzen im negativen Mimulus-Zustand sind furchtsam und scheu. Auf bestimmte Situationen reagieren sie ängstlich, z.B. Autofahren, Tierarztbesuch, Ausstellungen usw. Sie haben Angst vor bestimmten Menschen oder bestimmten Artgenossen. Oft reagieren sie überempfindlich auf helles Licht oder laute Geräusche. Häufig verkriechen sie sich unter Möbeln, oder sie suchen Schutz unter der Kleidung ihrer Bezugsperson.
Sehr oft haben diese Katzen einen zierlichen, zerbrechlich wirkenden Körperbau. Der Anblick dieser Tiere erweckt in jedem Katzenfreund den Beschützerinstinkt.
Nach einer Krankheit, Verletzung oder Operation sind diese Katzen noch lange übervorsichtig; sie schonen die entsprechenden Körperteile selbst dann noch, wenn alles verheilt ist.

**TIP:** Einer Katze, die zum negativen Mimulus-Zustand neigt, sollten innerhalb der Wohnung mehrere Möglichkeiten zum Sich-Zurückziehen geboten werden, z.B. geschlossene Körbe oder Kuschelhöhlen.

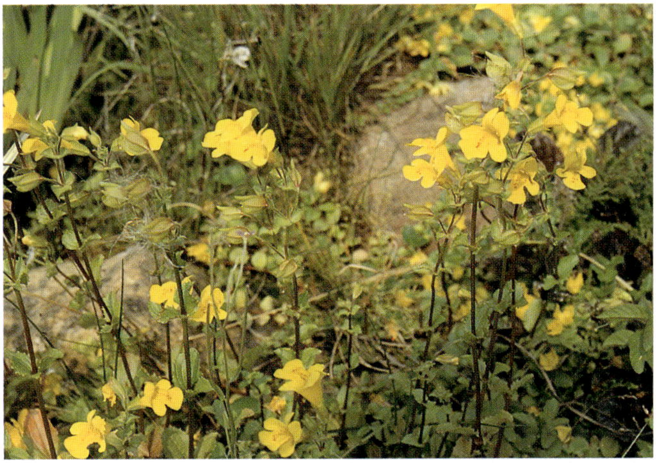

**Mimulus, die Gauklerblume**

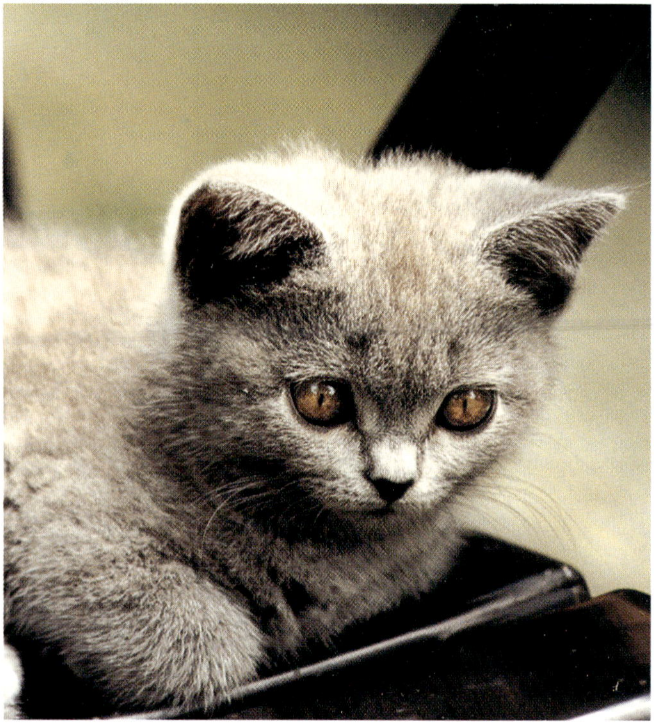

Mustard hilft Katzen, die traurig wirken.

# 21. Mustard

*Wilder Senf, Sinapis arvensis*

Mustard ist mit dem Seelenprinzip der Heiterkeit verbunden. Im negativen Mustard-Zustand wirkt die Katze traurig.

Mustard ist eine Blüte für Katzen, die ohne erkennbaren Grund plötzlich traurig und niedergeschlagen wirken.
Eine sonst aktive, muntere Katze zeigt plötzlich ein deutlich erhöhtes Schlafbedürfnis. Sie starrt trübselig vor sich hin und läßt sich fast gar nicht motivieren.
Die Katze zeigt wenig Interesse an ihrer Umwelt und wirkt bisweilen sogar apathisch. Ihre Bewegungen sind deutlich verlangsamt. Selbst ihr Lieblingsspielzeug bleibt unbeachtet liegen. Dinge, die ihr sonst großen Spaß bereiteten, sind von heute auf morgen uninteressant geworden.
Falls eine Katze den negativen Mustard-Zustand zeigt, muß unbedingt nach der Ursache geforscht werden. Es könnte sich um eine beginnende Infektionskrankheit handeln.
Relativ häufig tritt der negative Mustard-Zustand zusammen mit Star of Bethlehem (siehe dort) auf.

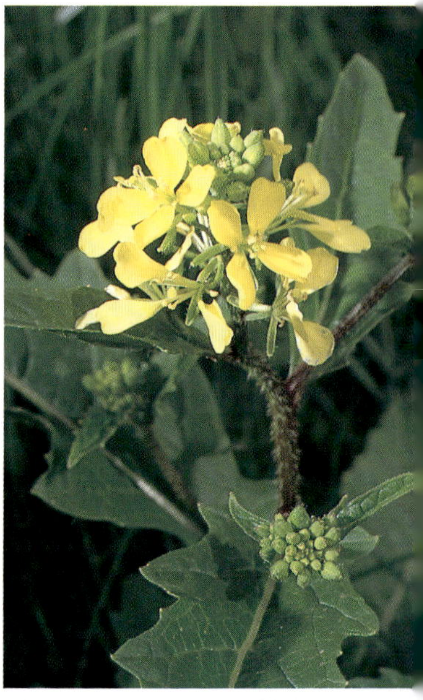

Mustard

# 22. Oak

*Eiche, Quercus robur*

Oak hat Verbindung mit dem Seelenpotential der Kraft und Ausdauer. Im negativen Oak-Zustand läßt die Katze sich leicht überfordern, oder sie überfordert sich selbst.

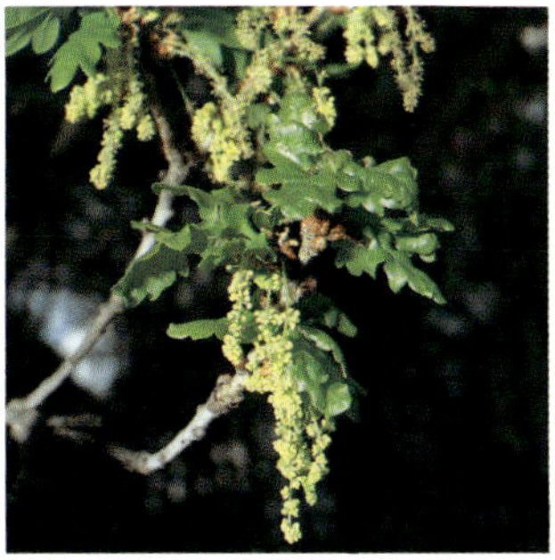

**Oak wird aus der Stieleiche gewonnen.**

Oak wirkt harmonisierend bei starken, ausdauernden Kämpfernaturen, die nie aufgeben.
Diese Katzen zeigen ein bemerkenswertes Durchhaltevermögen. Trotz Erschöpfung überwinden sie sich zu neuen Aktivitäten und geben nicht auf. Sie kämpfen zäh gegen alle äußeren Widerstände an und verlieren selbst in ausweglos scheinenden Situationen nicht ihren Mut. Selbst bei einer schweren Erkrankung, wenn ihr Gesicht von Erschöpfung gekennzeichnet ist, lassen sie sich noch motivieren. Fast immer sind diese Katzen von stattlicher Größe und haben eine ausgeprägte Muskulatur.

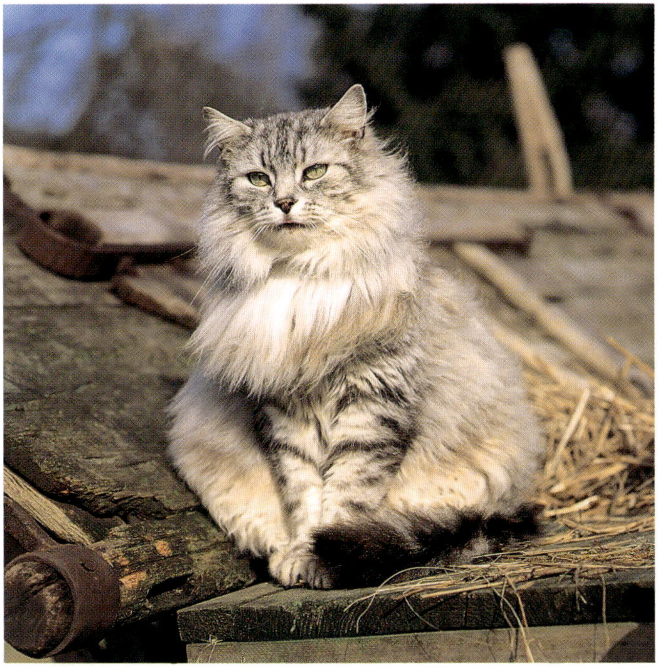

**Dieser große und kräftige Kater verkörpert den positiven Oak-Zustand.**

Beispiele für den negativen Oak-Zustand:

- Die verwahrloste, stark abgemagerte Kätzin, die trotz geringem Angebot an Nahrung noch genügend Milch produziert, um ihre zahlreichen Jungen zu sättigen.
- Katzen, die trotz widriger Umstände große Entfernungen überwinden, um wieder nach Hause zu kommen.
- Der erfahrene, unkastrierte, von zahlreichen Kämpfen gekennzeichnete Hauskater, der sich auch dann noch in neue Katerkämpfe stürzt, wenn ihm seine Gegner überlegen zu sein scheinen.

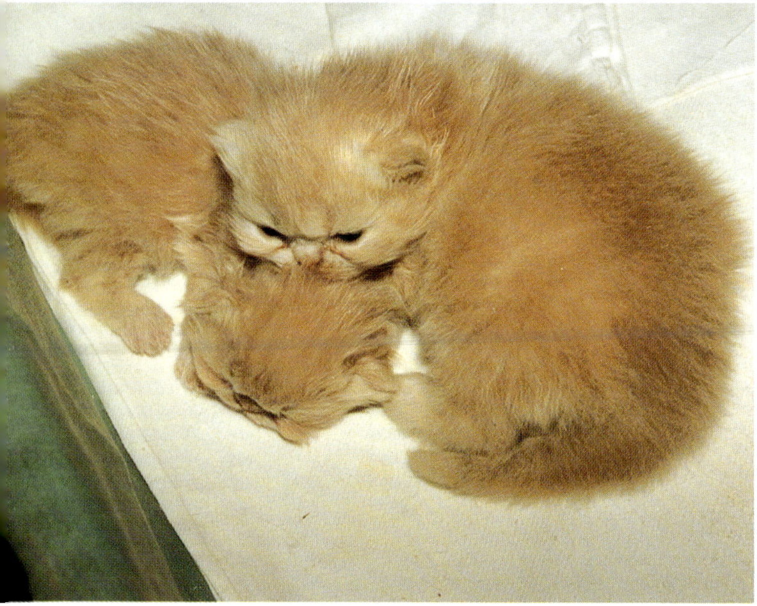

Olive hilft Katzenbabys, den Wachstumsstreß besser zu verkraften.

# 23. Olive

*Olive, Olea europaea*

Olive ist verbunden mit den Prinzipien der Regeneration und des wiederhergestellten Gleichgewichts. Im negativen Olive-Zustand ist die Katze total erschöpft.

Olive verleiht neue Kräfte in der Rekonvaleszenz.
Eine Katze im negativen Olive-Zustand wirkt völlig energielos und ermattet. Sie schläft auffallend viel, scheint unmotiviert und läßt sich zu keinerlei Aktivitäten mehr bewegen.
Dieser Zustand kommt oft bei sehr alten Katzen vor oder nach langer, schwerer Krankheit. Vernachlässigten und verwahrlosten Katzen verhilft Olive zu neuen Kräften.
Falls eine Katze an durch Fütterungsfehler bedingten Mangelerscheinungen leidet, braucht sie neben den entsprechenden Aufbau- und Vitaminpräparaten auch unbedingt Olive, um sich schneller erholen zu können.
Bei Jungtieren mildert Olive den Wachstumsstreß. Neugeborenen hilft Olive in Verbindung mit Rescue, Hornbeam und Walnut (siehe dort), die Strapazen der Geburt schneller zu überwinden.
Im positiven Olive-Zustand sind Katzen durchaus in der Lage, auch extreme Streßsituationen erstaunlich gut zu bewältigen und zu verkraften.

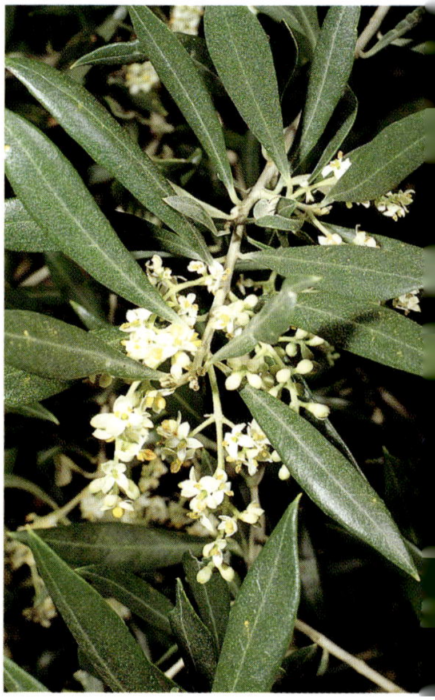

Olive

# 24. Pine

## *Schottische Kiefer, Pinus sylvestris*

Pine ist mit den Seelenqualitäten der Reue und des Verzeihens verbunden. Im negativen Pine-Zustand wirkt die Katze ständig bedrückt und grundlos schuldbewußt.

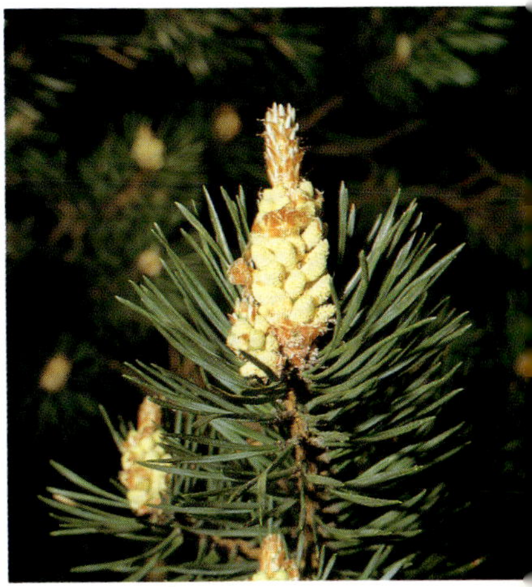

Pine

Pine hilft mutlos und demütig wirkenden Katzen. Diese Katzen erscheinen häufig bedrückt und schuldbewußt. Sie erwecken beim Beobachter den Eindruck, als ob sie sich ständig für etwas entschuldigen wollten. Die Körperhaltung solcher Katzen ist ängstlich geduckt bis unterwürfig.
Auf Tadel reagieren sie äußerst empfindlich. Wenn die Bezugsperson mit ihnen schimpft, scheint für sie die Welt zusammenzubrechen. Wenn sie wirklich einmal etwas angestellt haben, verkriechen sie sich sofort schuldbewußt unter dem nächstbesten Gegenstand. Durch ihr mutloses und unterwürfiges Verhalten sind sie ihren Artgenossen von vornherein unterlegen und fordern deren Angriffe somit regelrecht heraus. In einer Gemeinschaft von mehreren Katzen ist solch ein Tier immer der Prügelknabe, der zudem ständig auf einen Angriff zu warten scheint. Zur Unterstützung einer Therapie mit Pine braucht solch eine Katze die vermehrte Zuwendung ihrer Bezugsperson und besonders viele Streicheleinheiten. Zeigt eine Katze im negativen Pine-Zustand Untugenden, so ignoriert man diese am besten. Schimpfen würde den Zustand nur noch verschlimmern.

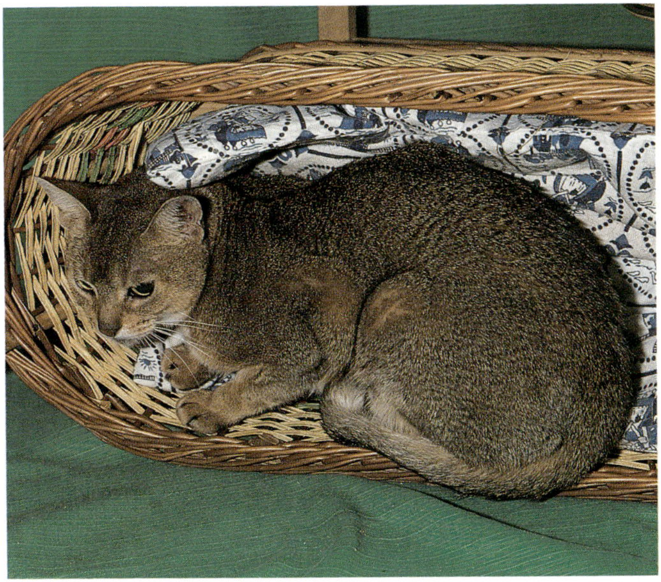

**Bedingt durch ihre mutlose und unterwürfige Körperhaltung ist diese Abessinier-Katze der Prügelknabe für ihre Artgenossen.**

# 25. Red Chestnut

*Rote Kastanie, Aesculus carnea*

Red Chestnut ist mit den Qualitäten der Fürsorge und der Nächstenliebe verbunden. Im negativen Red-Chestnut-Zustand entwickelt die Katze eine übertrieben starke Bindung an ein anderes Tier oder ihre Bezugsperson.

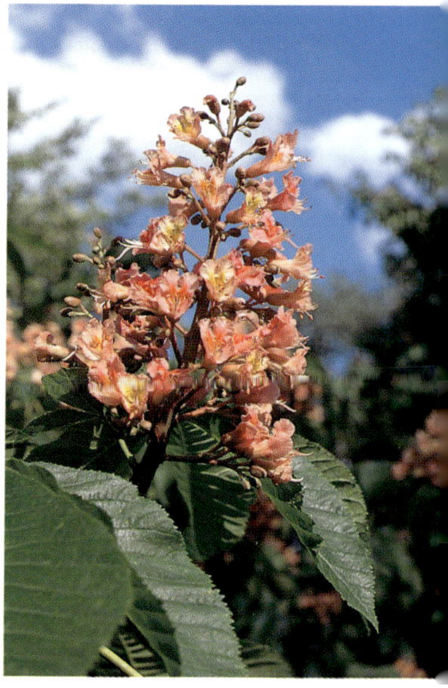

Die Rote Kastanie liefert Red Chestnut.

Red Chestnut ist eine Blüte für Katzen, die ein übertrieben beschützendes Verhalten zeigen.
Eine Katze im negativen Red-Chestnut-Zustand fühlt sich ihrer Bezugsperson oder einem bestimmten Tier besonders stark verbunden. Sie reagiert mit aufgeregtem Miauen, sobald diese Person oder das Tier außer Sichtweite ist. Bei längerer Abwesenheit ihrer Bezugsperson oder ihres Tierkameraden läuft sie suchend umher und gibt dabei klagende Laute von sich, verweigert eventuell sogar das Futter.

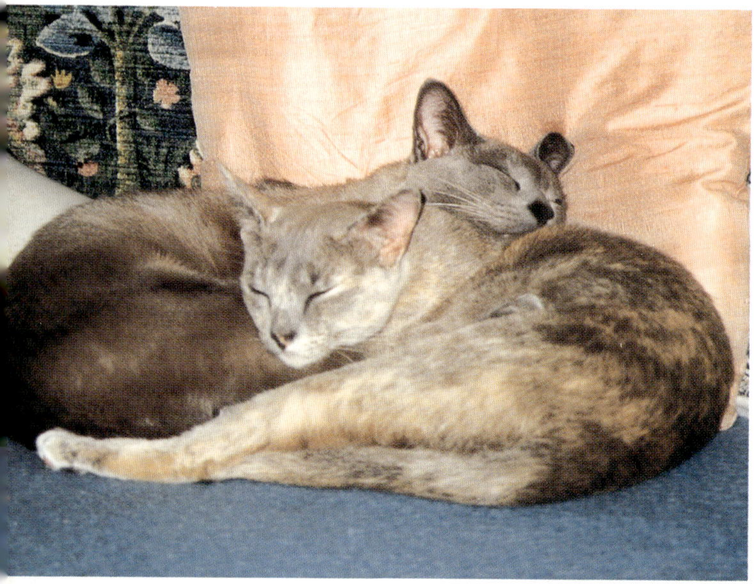

Zwei Burma-Katzen, die sich einander verbunden fühlen.

Ist die Bezugsperson einmal erkrankt, weicht die Katze nicht von ihrer Seite. Im Extremfall werden sogar Menschen, die die Bezugsperson pflegen, attackiert.
Katzenmütter bewachen ihre Neugeborenen äußerst sorgfältig. Sie verlassen sie nicht einmal, um Futter aufzunehmen, so daß ihnen Nahrung und Wasser ins Nest gereicht werden muß. Nicht selten werden Menschen, die sich dem Nest nähern, angefaucht und angeknurrt.
Zur Behandlung scheinträchtiger Katzen hat sich Red Chestnut häufig bewährt.

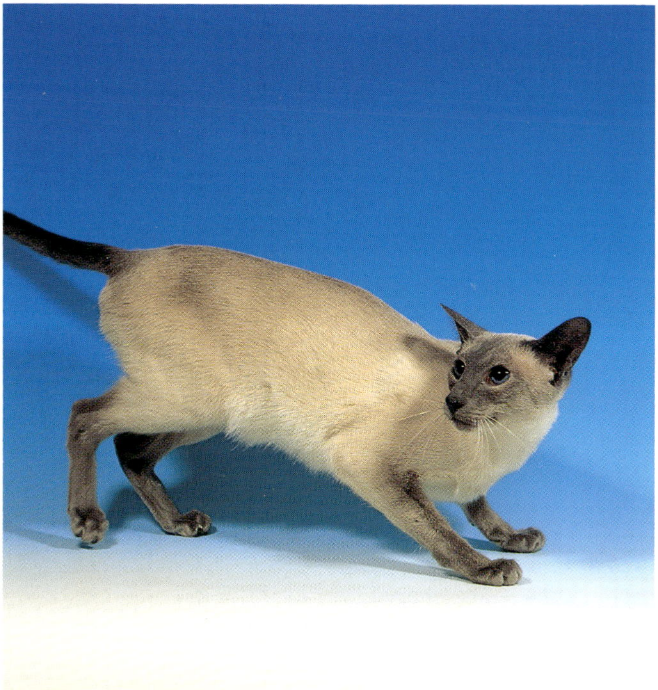

Von Angstgefühlen überwältigt, scheint sie wie erstarrt.

# 26. Rock Rose

## *Gelbes Sonnenröschen, Helianthemum nummularium*

Rock Rose ist mit dem Seelenprinzip des Mutes und der Standhaftigkeit verbunden. Im negativen Rock-Rose-Zustand wird die Katze leicht von Furcht überwältigt.

Rock Rose wirkt heilsam bei Katzen, die vor Angst wie von Sinnen scheinen.
Eine Katze im negativen Rock-Rose-Zustand gerät leicht in innere Panik. Sie wird von Angstgefühlen überwältigt und nimmt ihre Umwelt kaum noch wahr.
In diesem Zustand ist sie vollkommen unfähig, richtig zu reagieren. Zunächst scheint sie vor Angst wie gelähmt zu sein und wirkt erstarrt. Dann stürmt sie in wilder Panik davon, so daß sie sich dadurch selbst womöglich in Gefahr bringt (zum Beispiel im Straßenverkehr).
Zeigt eine Katze wiederholt und scheinbar ohne direkt ersichtlichen Grund den negativen Rock-Rose-Zustand, sollte sie unbedingt einem Tierarzt zur Untersuchung vorgestellt werden. In solch einem Fall muß unbedingt abgeklärt werden, ob sich hinter diesem Zustand eine beginnende neurologische Krankheit verbirgt.
Rock Rose ist ein Bestandteil von Rescue (siehe dort) und bei Katzen auch meistens in dieser Zusammensetzung angezeigt.

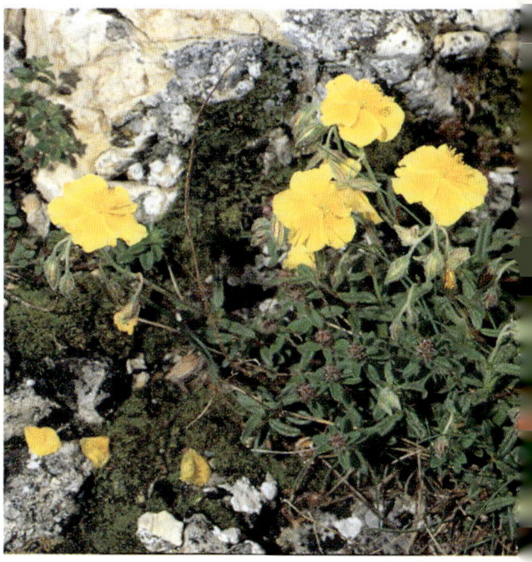

Rock Rose

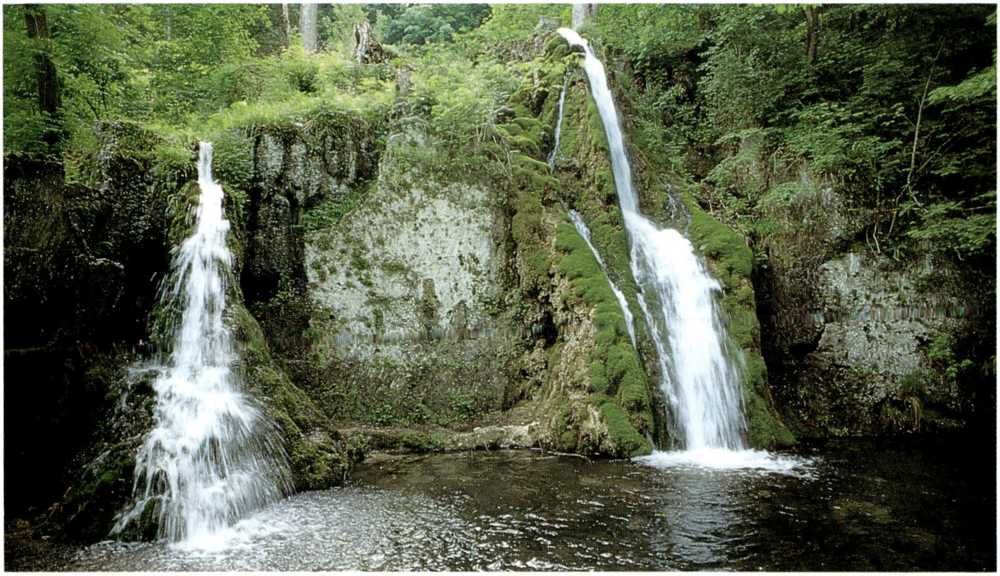

Rock Water ist Wasser aus heilkräftigen Quellen.

# 27. Rock Water

*Präpariertes Wasser aus bestimmten heilkräftigen Quellen*

Rock Water ist verbunden mit dem Seelenpotential der Anpassungsfähigkeit und der inneren Freiheit. Im negativen Rock-Water-Zustand hält die Katze hartnäckig an starren Verhaltensmustern fest.

Rock Water hilft steif und ungelenkig wirkenden Katzen. Bei ihnen überträgt sich die starre innere Einstellung auch auf die Körperhaltung.
Diese Katzen haben ausgeprägte Gewohnheiten (besonders in bezug auf ihr Futter) und reagieren auf Veränderungen unflexibel. Häufig erscheint ihr Fell struppig und glanzlos. Kätzinnen zeigen ein schwaches Rolligkeitsverhalten und lassen sich auch nur schwer decken. Oft werden sie erst nach mehreren Versuchen trächtig. Ältere Katzen sind anfällig für arthritische Erkrankungen. Kater der Rassen Siam und Orientalisch Kurzhaar neigen im Alter oft zum negativen Rock-Water-Zustand.

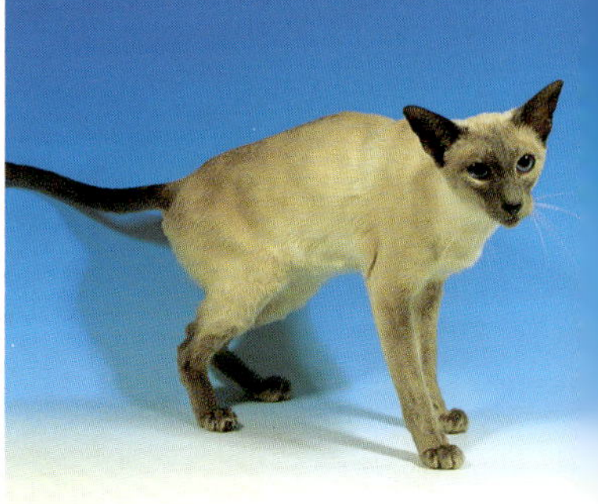

Rock Water hilft steif und ungelenkig wirkenden Katzen.

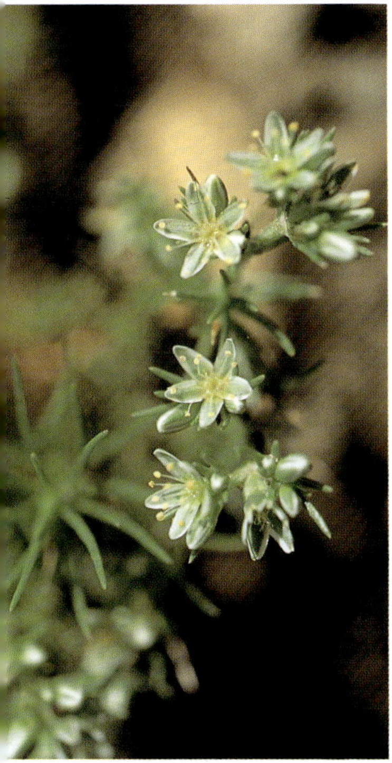

Scleranthus

# 28. Scleranthus

## *Einjähriger Knäuel, Scleranthus annuus*

Scleranthus ist mit dem Prinzip der inneren Balance verbunden. Im negativen Scleranthus-Zustand unterliegt die Katze ausgeprägten Stimmungsschwankungen.

Scleranthus wirkt harmonisierend bei extrem wechselnden Stimmungen.
Diese Katzen wirken unausgeglichen und unschlüssig, manchmal sogar hektisch. Ihre Stimmung wechselt von einem Moment zum anderen. Sie genießen z.B. schnurrend das Streicheln ihrer Bezugsperson; im nächsten Moment fauchen sie und schlagen zu oder kratzen.

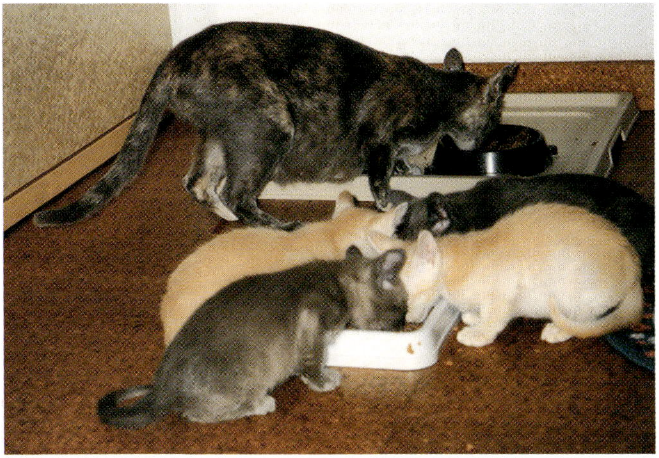

Burma-Katzen mit gesundem Appetit. Im negativen Scleranthus-Zustand wechseln Heißhunger und Appetitlosigkeit.

Beim Spielen zeigen sie wenig Ausdauer; sie können sich kaum konzentrieren.
Die fehlende innere Balance drückt sich auch deutlich im körperlichen Befinden aus: Der Appetit dieser Katzen schwankt sehr stark; an einem Tag vertilgen sie ihr Futter mit Heißhunger, am nächsten Tag fressen sie lustlos nur wenige Bröckchen.
Bei Krankheit schwankt ihre Körpertemperatur stark. Oft neigen sie zu Verdauungsbeschwerden; Durchfall und Verstopfung wechseln sich häufiger ab. Autofahren können sie nur schlecht verkraften, entweder reagieren sie mit Erbrechen, oder sie sind total erschöpft.
Falls eine Katze an einer Erkrankung des Innenohrs leidet, sollte ihre therapieuntersützende Bach-Blütenkombination immer Scleranthus enthalten.
Ältere Katzen, die zu Gleichgewichtsstörungen neigen, brauchen ebenfalls Scleranthus.

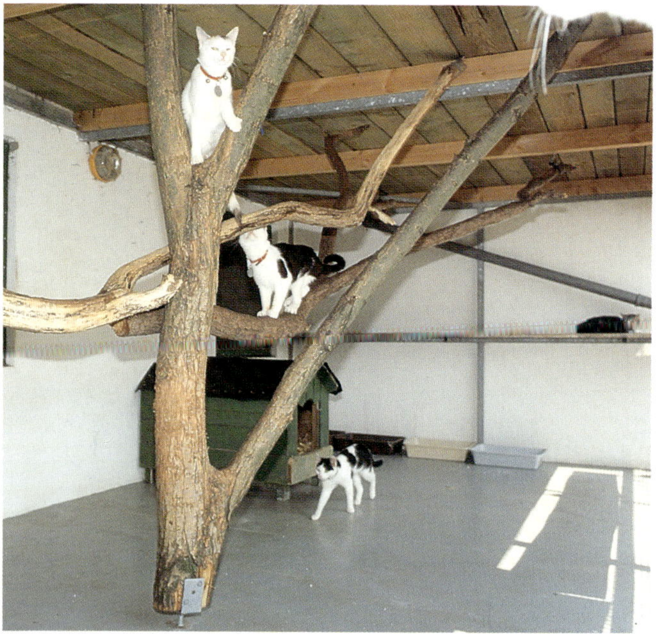

Katzen, die ins Tierheim kommen, fühlen sich fast immer ungeliebt und verlassen, auch wenn die Betreuung noch so gut ist.

# 29. Star of Bethlehem

*Doldiger Milchstern, Ornithogalum umbellatum*

Star of Bethlehem ist mit den Potentialen der Erweckung und der Reorientierung verbunden. Im negativen Star-of-Bethlehem-Zustand ist die Katze nicht in der Lage, ein einmal erlittenes seelisches Trauma zu verkraften.

Star of Bethlehem tröstet die Seele nach schweren Erschütterungen.
Die Katze hat ein körperliches oder seelisches Trauma noch nicht verkraftet oder ist nicht in der Lage, dieses zu verarbeiten. Dabei ist es unbedeutend, wie lange das auslösende Ereignis zurückliegt.
Eine solche Katze wirkt nach einem schockierenden Erlebnis, wie z.B. einem Unfall oder einem Angriff durch ein anderes Tier, wie betäubt. Sie wirkt traurig und bedrückt und wird unter Umständen sogar unsauber.
Star of Bethlehem ist der „Seelentröster" für Katzen, die sich ungeliebt und verlassen fühlen. Katzen, die ins Tierheim kommen oder ihre Bezugsperson verlieren, brauchen diese Blüte.
Star of Bethlehem ist ein Bestandteil von Rescue (siehe dort) und auch häufig in dieser Zusammensetzung angezeigt.

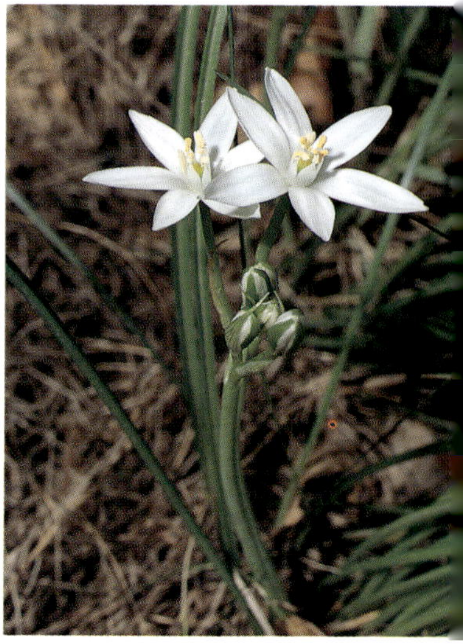

Star of Bethlehem

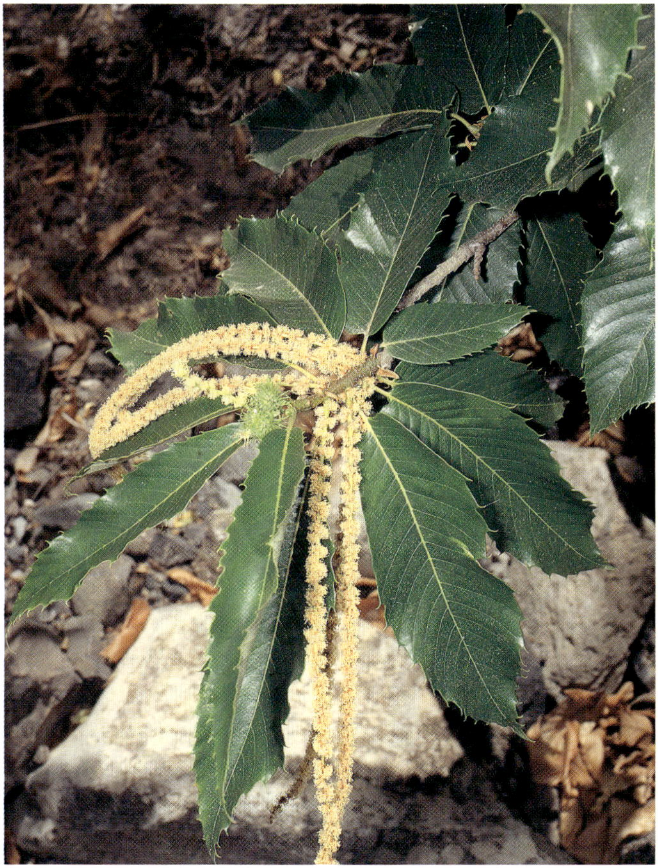

Sweet Chestnut: die Eßkastanie

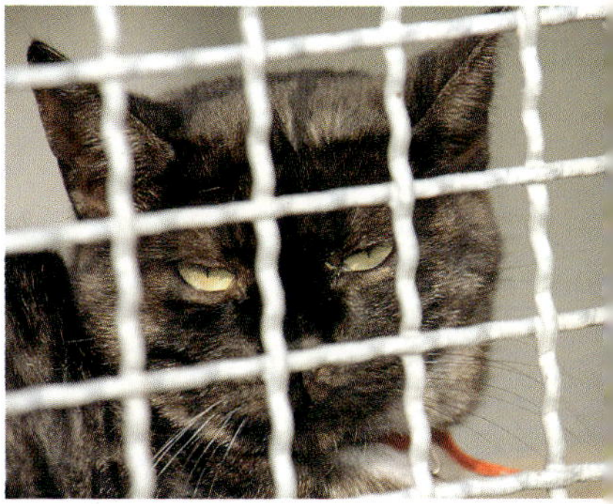

Stark einengende Haltungsbedingungen verursachen den negativen Sweet-Chestnut-Zustand.

# 30. Sweet Chestnut

*Eßkastanie oder Edelkastanie, Castanea sativa*

Sweet Chestnut steht mit dem Prinzip der Erlösung in Verbindung. Im negativen Sweet-Chestnut-Zustand befindet sich die Katze anscheinend in einem Zustand innerer Hoffnungslosigkeit.

Sweet Chestnut hilft bei extremer innerer Belastung und Resignation.
Die Katze befindet sich in einer äußerst belastenden Situation, aus der sie keinen Ausweg mehr zu sehen scheint. Sie wirkt total erschöpft und apathisch.
Häufig zieht sie sich zurück und isoliert sich von Menschen und Tieren. Sie wird unter Umständen auch unsauber und betreibt keine Körperpflege mehr.
Der negative Sweet-Chestnut-Zustand ist akuter als der von Gorse (siehe dort) und tritt entweder bei schweren Erkrankungen auf oder wird durch stark einengende Haltungsbedingungen verursacht. Daher ist es wichtig, daß die behandelnde Person in diesem Fall das Umfeld der Katze genau prüft.

# 31. Vervain

## *Eisenkraut, Verbena officinalis*

Vervain steht im Zusammenhang mit den Seelenpotentialen der Selbstdisziplin und des Zügelns. Im negativen Vervain-Zustand ist die Katze überaktiv.

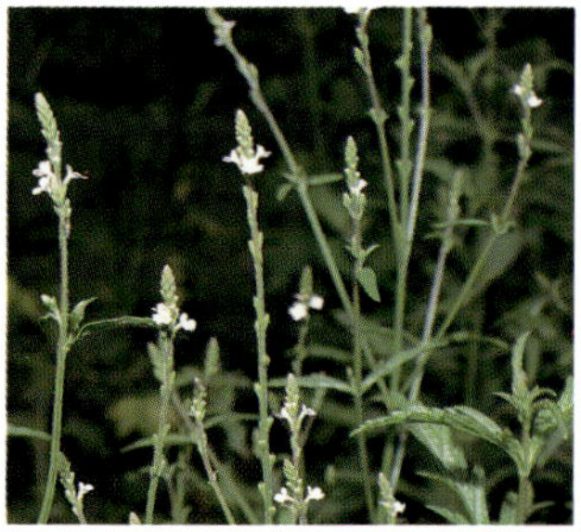

**Vervain**

Vervain harmonisiert Katzen mit übermäßigem Tatendrang.
Diese Katzen sind so begeisterungsfähig, daß sie, bedingt durch ihren übergroßen Eifer, Raubbau mit ihren eigenen Kräften treiben. Sie sind wahre Energiebündel, äußerst willensstark und immer zu neuen Aktivitäten bereit. Ständig wollen sie ihre Artgenossen zum Spielen animieren und werden aggressiv, wenn diese der Aufforderung nicht nachkommen.
Meistens haben solche Katzen einen schlanken, drahtigen Körperbau und eine gut ausgeprägte Muskulatur. Ihr Gesichtsausdruck ist immer aufmerksam, ihnen entgeht nichts. Aufgrund ihrer Hyperaktivität schlafen sie relativ wenig.
Bisweilen neigen Abessinier und Burmakatzen zum negativen Vervain-Zustand.
Bei der Ernährung dieser Katzen sollte auf jeden Fall ihr erhöhter Energiebedarf beachtet werden.

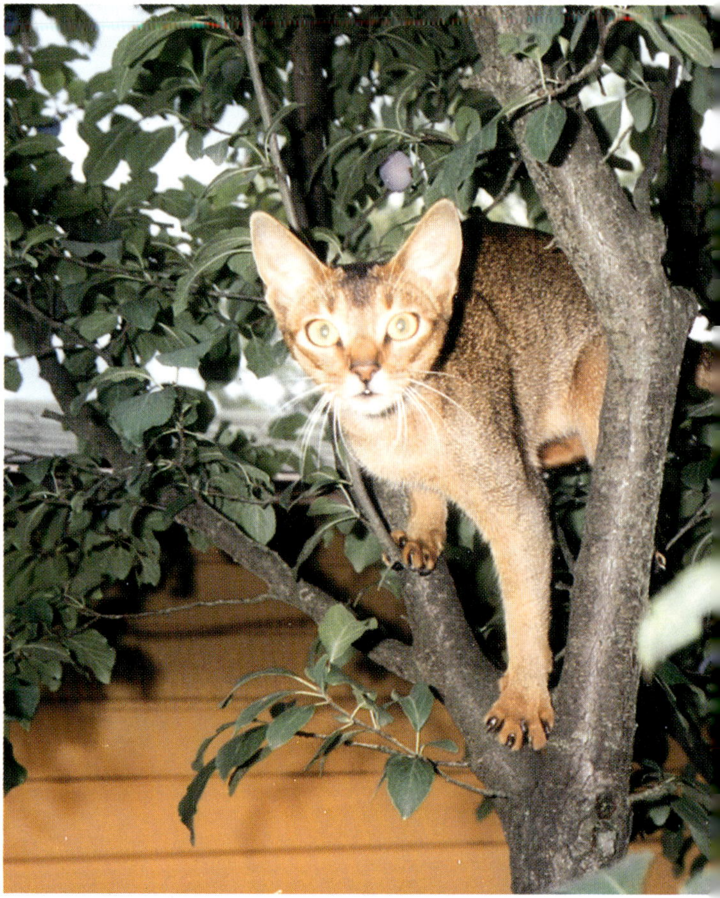

**Ihrem Gesichtsausdruck kann man ansehen, daß ihr nichts entgeht.**

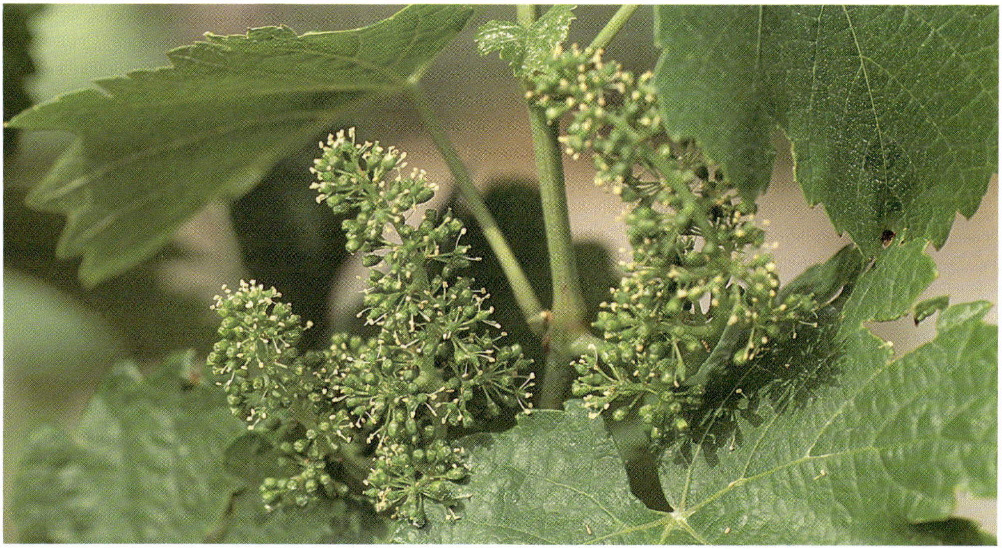

**Die Weinrebe liefert die Bach-Blüte Vine.**

# 32. Vine

## *Weinrebe, Vitis vinifera*

Vine steht in Verbindung mit dem Potential der Autorität und der Durchsetzungskraft. Im negativen Vine-Zustand entwickelt sich die Katze zum Tyrannen.

Vine wirkt harmonisierend bei Katzen mit übersteigertem Dominanzverhalten. Katzen im negativen Vine-Zustand sind besonders ehrgeizig und äußerst beherrschend. Häufig versuchen sie, ihre Artgenossen, andere Tiere und auch Menschen zu dominieren und zu tyrannisieren. Ständig versuchen sie, ihren Willen durchzusetzen. Wenn sie dabei auf den Widerstand ihrer Artgenossen oder anderer Tiere stoßen, werden diese erbarmungslos verprügelt. Futter und Spielzeug beanspruchen sie für sich allein.
Meist haben diese Katzen einen kräftigen Körperbau und eine betont ausgeprägte Nackenmuskulatur. Ihre

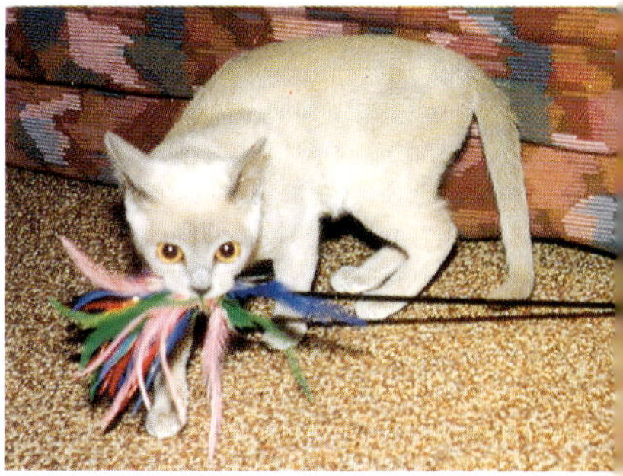

**Dieses junge Kätzchen beansprucht sein Spielzeug für sich allein, sein Gesichtsausdruck zeigt es deutlich.**

Körperhaltung drückt Stolz und Überlegenheit aus, und ihr Gesicht ist oft von innerer Anspannung gezeichnet. Kater neigen etwas mehr als Kätzinnen zum negativen Vine-Zustand. Oft wird Vine mit Heather oder Holly kombiniert.

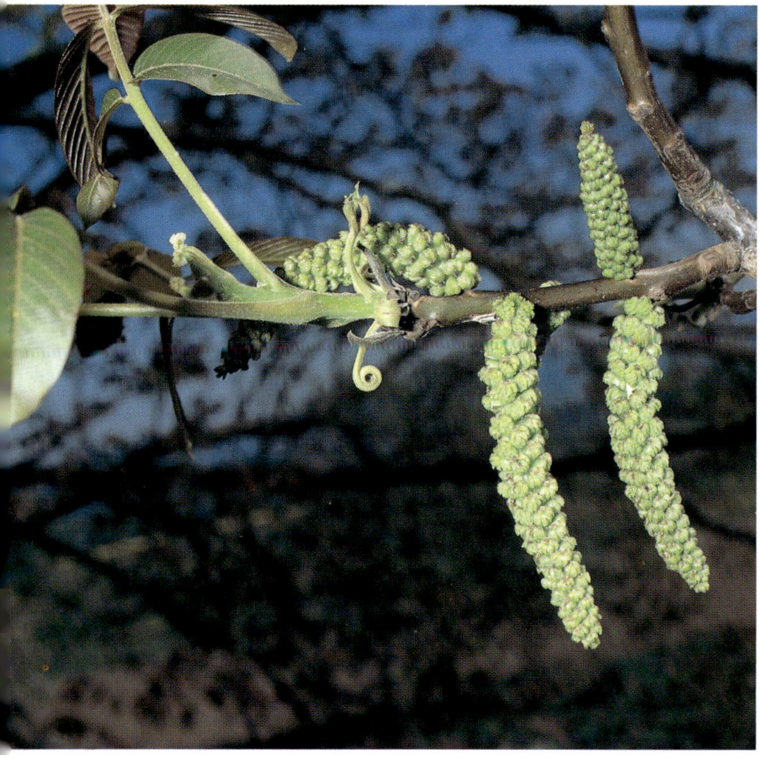

Die Bach-Blüte Walnut wird aus den Blüten des Walnußbaumes gewonnen.

# 33. Walnut

## *Walnuß, Juglans regia*

Walnut ist mit den Potentialen des Neubeginns und der Unbefangenheit verbunden. Im negativen Walnut-Zustand reagiert die Katze irritiert auf Veränderungen, die in ihrem Leben stattgefunden haben.

Walnut hilft, Phasen des Neubeginns im Leben zu meistern.

Katzen im negativen Walnut-Zustand reagieren besonders empfindlich auf eine Änderung ihrer Lebensumstände wie z.B. einen Umzug, eine neue Bezugsperson (vergl. Honeysuckle), ein neues Familienmitglied oder die Ankunft eines weiteren Tieres im Haus (vergl. Holly). Sie wirken oft desorientiert und reagieren mit Untugenden (z.B. Unsauberkeit). Sehr labile Katzen können eventuell sogar eine Krankheit entwickeln. Bei empfindlichen Katzen genügt oft schon ein Wechsel des Wetters, um den negativen Walnut-Zustand auszulösen.
Häufig brauchen Katzen Walnut auch zu Beginn einer Trächtigkeit, kurz nach einer Geburt und im Anschluß an eine Kastration. Neugeborenen erleichtert eine Kombination aus Bach-Blüten, die Walnut enthält, den Eintritt ins Leben. Sterbenden Katzen erleichtert Walnut den Übergang.

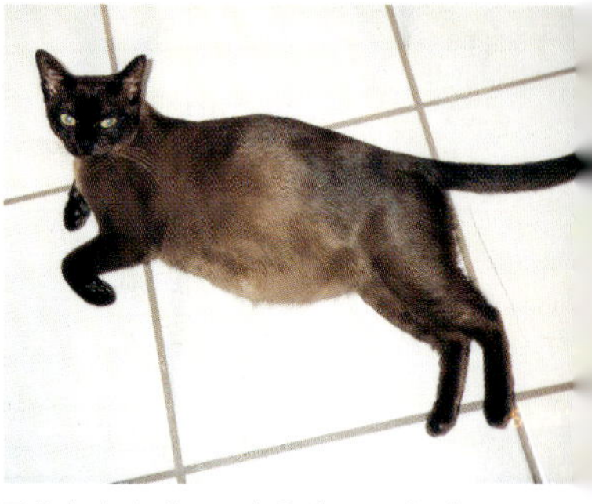

Trächtigkeit und Geburt sind immer Phasen des Neubeginns im Leben einer Katze.

# 34. Water Violet

*Sumpfwasserfeder, Hottonia palustris*

Water Violet ist mit den Seelenqualitäten der Demut und der Weisheit verbunden. Im negativen Water-Violet-Zustand wirkt die Katze besonders stolz und isoliert sich.

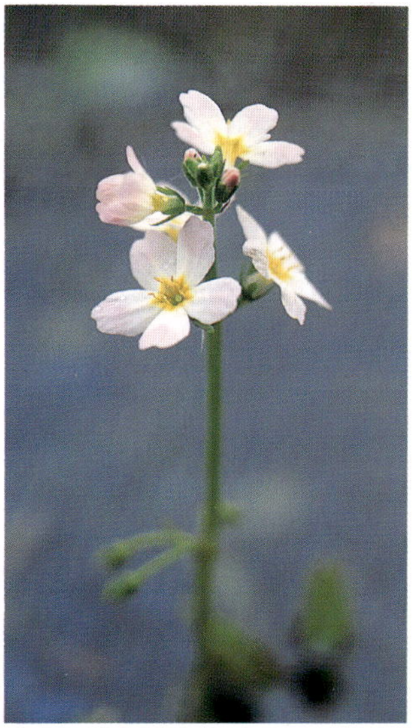
Water Violet

Water Violet befreit stolze Katzen aus ihrer selbstgewählten Isolation.
Eine Katze, die Water Violet braucht, fällt durch ihre sehr selbstbewußte Körperhaltung auf. Sie erweckt den Eindruck, als würde sie die Welt „von oben herab" betrachten. Ihr Kopf ist hocherhoben, ihr Blick wirkt arrogant. Den Schwanz trägt sie fast immer aufgerichtet. Mit jeder ihrer Bewegungen bringt sie ihre Unnahbarkeit zum Ausdruck.
Eine Katze im negativen Water-Violet-Zustand ist eine typische Einzelgängerin, die selbst bei einer Krankheit allein sein möchte. Sie meidet den Kontakt zu Artgenossen und zieht sich auch vor Menschen zurück. Körperpflege oder Streicheln läßt sie nur widerwillig über sich ergehen.
Oft beansprucht sie in der Wohnung einen erhöhten Platz und reagiert aggressiv, wenn eine andere Katze auch dort sitzen möchte.

Siam-Katzen neigen etwas mehr zum negativen Water-Violet-Zustand als andere. Water-Violet-betonte Katzen sollten nicht mit zu vielen Artgenossen zusammen gehalten werden.

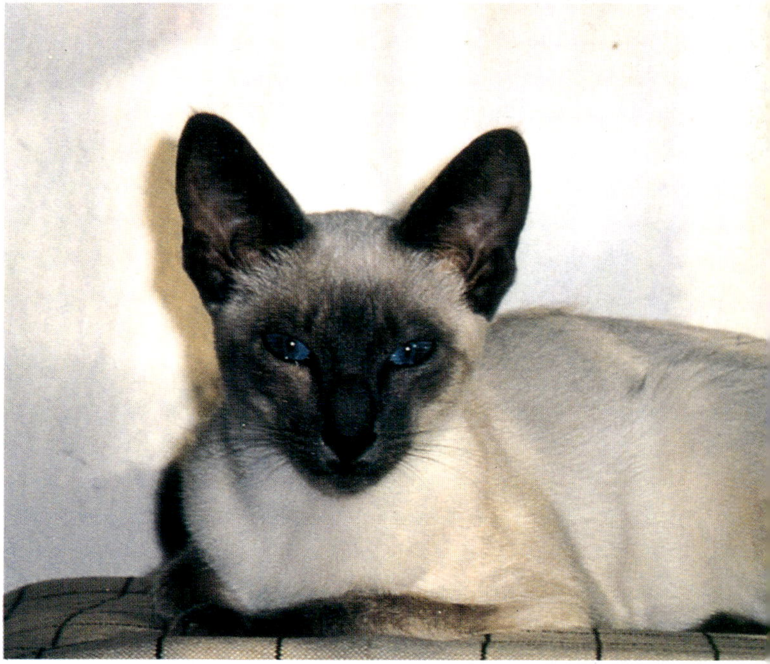
Es scheint, als würde sie die Welt „von oben herab" betrachten.

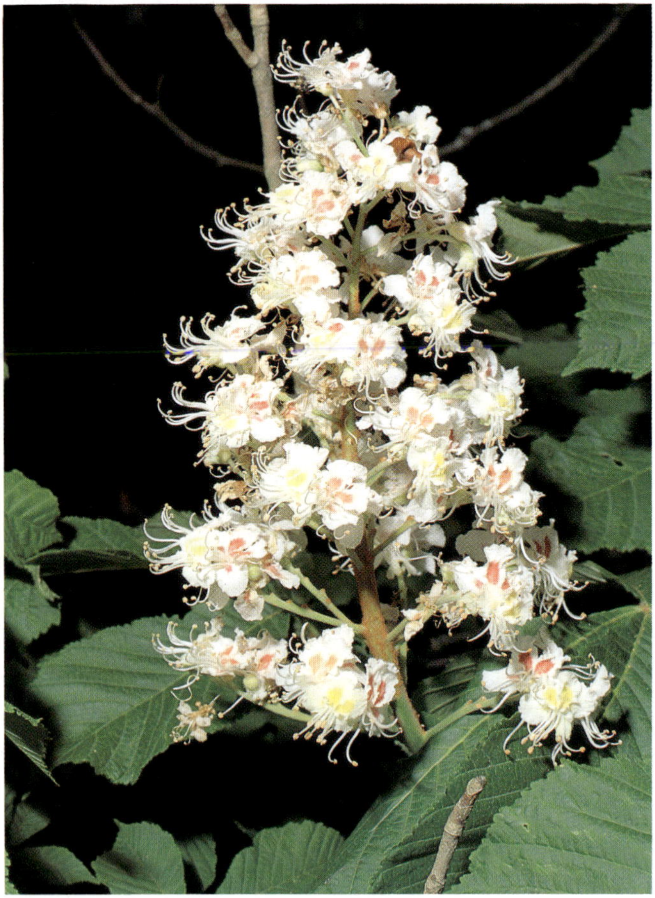

Die Roßkastanie liefert die Bach-Blüte White Chestnut.

# 35. White Chestnut

## *Roßkastanie oder Weiße Kastanie, Aesculus hippocastanum*

White Chestnut ist mit dem Prinzip der geistigen Ruhe verbunden. Im negativen White-Chestnut-Zustand scheint die Katze unter mentaler Spannung zu stehen.

White Chestnut harmonisiert Katzen, die unter innerem Druck zu stehen scheinen.

Katzen im negativen White-Chestnut-Zustand wirken unausgeglichen und unruhig. Sie können nicht so ausdauernd und unbeschwert spielen wie andere Katzen. Obwohl sie ständig unter Spannung zu stehen scheinen, wirken sie leicht abwesend und erwecken den Eindruck, als wären sie innerlich mit etwas anderem beschäftigt.

Die Körperhaltung dieser Katzen ist immer leicht angespannt, ihr Gesichtsausdruck wirkt angestrengt. Selbst im Schlaf können sie nicht richtig entspannen, so daß sie mit den Zähnen knirschen oder Kaubewegungen machen.

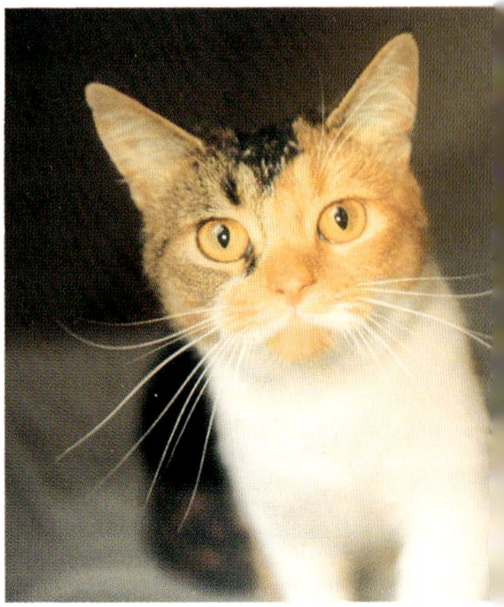

Sie scheint unter mentaler Spannung zu stehen.

# 36. Wild Oat Paulinchen

## *Waldtrespe, Bromus ramosus*

Wild Oat ist mit den Potentialen der Berufung und der Zielstrebigkeit verbunden. Im negativen Wild-Oat-Zustand fehlt es der Katze an Ausdauer.

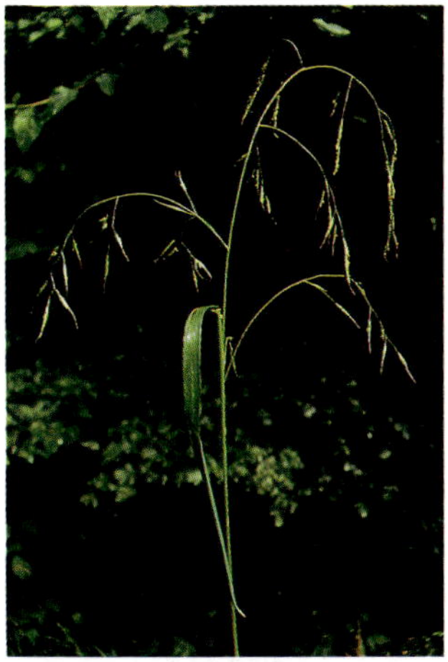

**Wild Oat**

Wild Oat hilft, Geduld und Ausdauer zu entwickeln. Diese Katzen sind sehr intelligent und lernfähig. Aufgrund der Vielseitigkeit ihrer Interessen folgen sie allerdings immer wieder neuen Reizen und können sich deshalb nicht gut auf eine Sache konzentrieren. So spielen sie wenig ausdauernd: Zwar beginnen sie zunächst begeistert, sich mit einem Gegenstand zu beschäftigen, hören aber bald damit auf und suchen etwas Neues.
Oft laufen sie zum Futternapf, nehmen aber nur jeweils geringe Mengen zu sich. Beim Beobachter erwecken diese Katzen den Eindruck, als ob sie sich unzufrieden und gelangweilt fühlen. Manchmal neigen sie auch dazu, Gegenstände zu zerstören oder unverdauliche Dinge (wie zum Beispiel Wolle, Folien, Kunststoff) zu fressen.
Katzen, die nicht artgerecht gehalten werden, entwickeln mitunter den negativen Wild-Oat-Zustand.
Wild Oat ist auch immer dann angezeigt, wenn für die Katze scheinbar zu viele Blüten zutreffen.

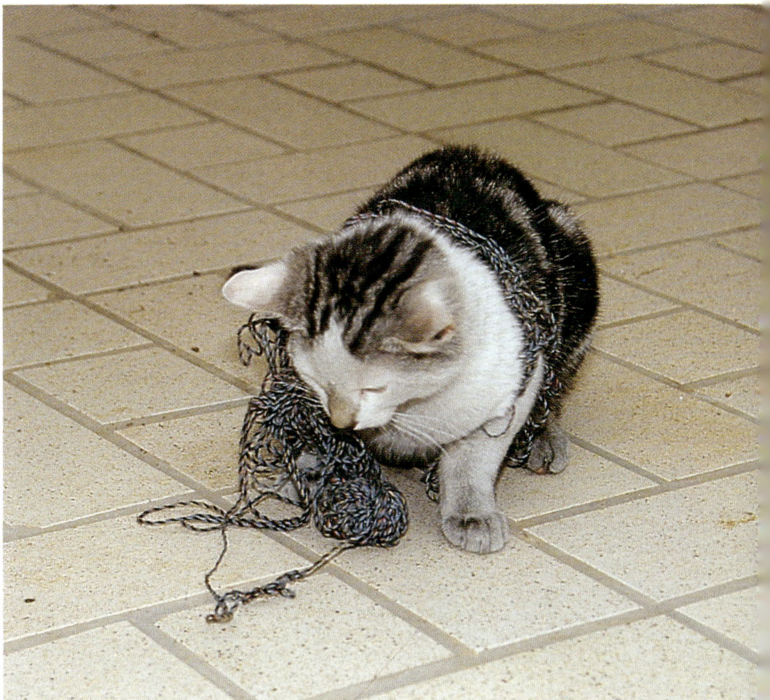

**Eine Katze, die Wolle frißt und nicht nur damit spielt, zeigt den negativen Wild-Oat-Zustand.**

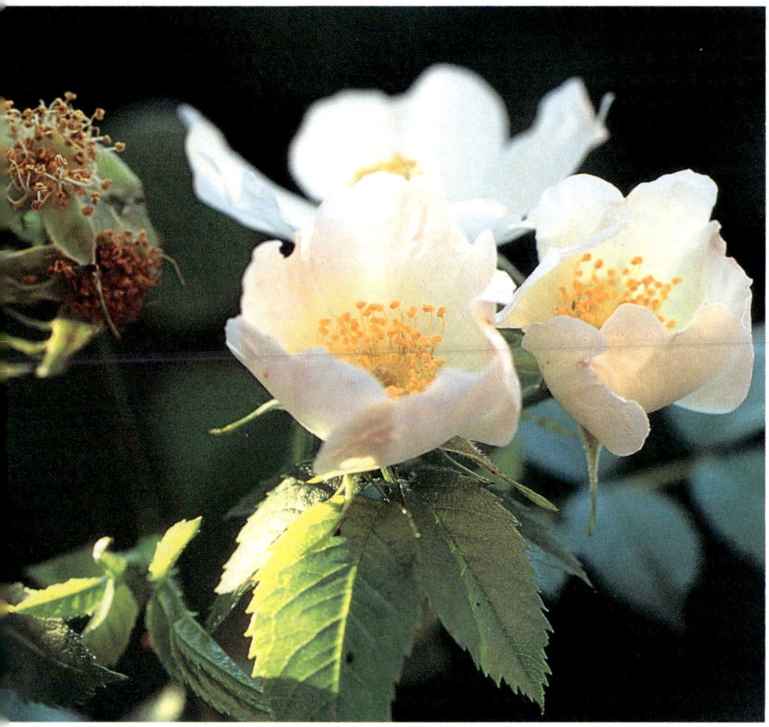

Die Bach-Blüte Wild Rose wird aus der Heckenrose gewonnen.

# 37. Wild Rose

## *Heckenrose, Rosa canina*

Wild Rose ist mit dem Prinzip der inneren Motivation verbunden. Im negativen Wild-Rose-Zustand hat die Katze resigniert.

Wild Rose regt den Lebenswillen völlig apathischer Katzen an.
Eine Katze im negativen Wild-Rose-Zustand hat sich völlig aufgegeben. Teilnahmslos liegt sie da und scheint keinen Lebenswillen mehr zu haben. Sie verweigert Futter und Wasser, betreibt keine Körperpflege mehr und hat unter Umständen keine Kontrolle mehr über Kot- und Urinabsatz. Ihr Körper wirkt energielos und schlaff, der Augenausdruck ist stumpf und leer. Trotz offensichtlich großer Schmerzen gibt sie keine Klagelaute von sich.
Wild Rose ist geeignet, den Lebenswillen der Katze zu überprüfen. Falls sich nach einigen Gaben von Wild Rose keine Besserung einstellen sollte, sind die Überlebenschancen der Katze gering.
Den negativen Wild-Rose-Zustand entwickeln sehr alte oder sehr kranke Katzen.

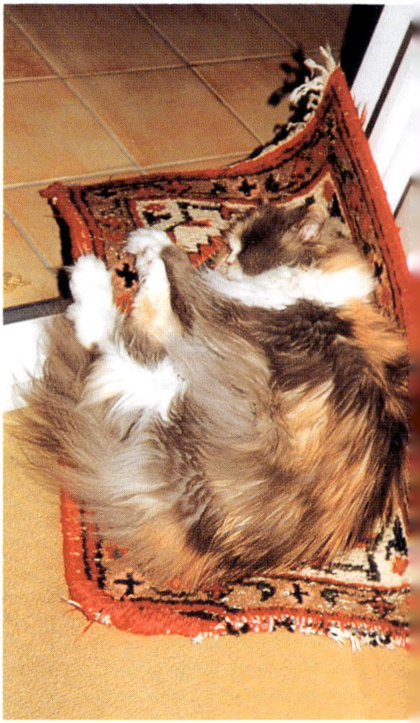

Sie ist sehr krank, ihr Lebenswille ist fast erloschen.

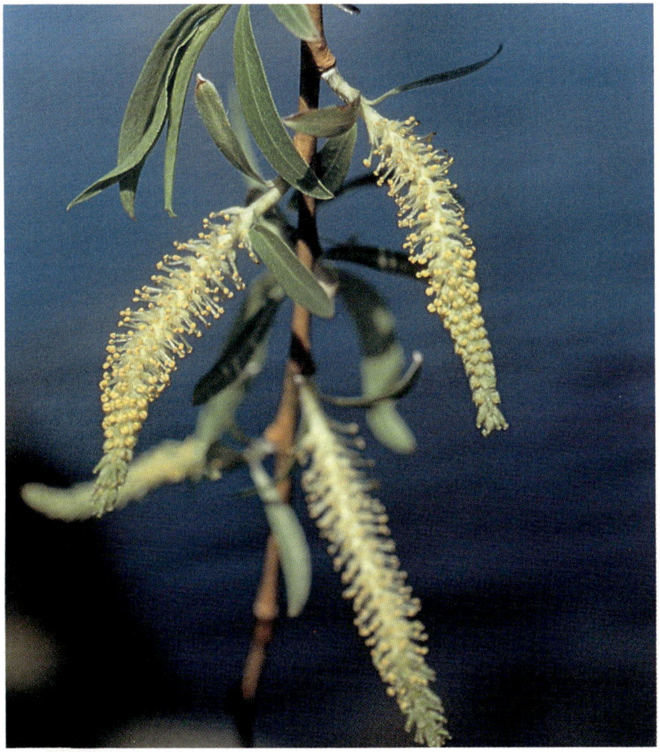

Die Bach-Blüte Willow: Gelbe Weide

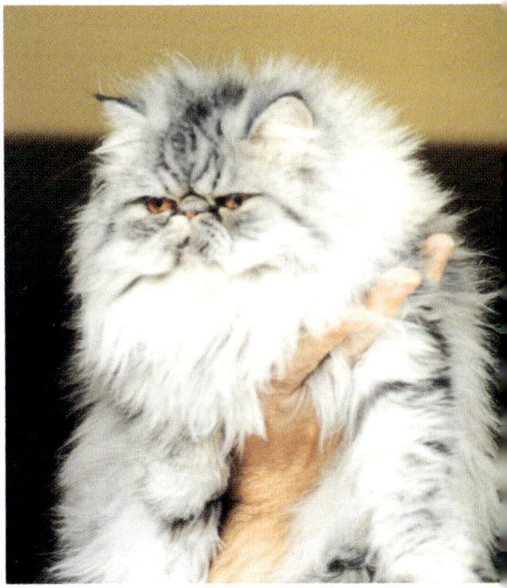

Diese Perserkatze zeigt den negativen Willow-Zustand anläßlich einer Ausstellung.

# 38. Willow

*Gelbe Weide, Salix vitellina*

Willow steht mit dem Prinzip der Eigenverantwortlichkeit in Verbindung. Im negativen Willow-Zustand scheint sich die Katze, ob berechtigt oder nicht, als Opfer einer Situation zu fühlen.

Willow hilft negativ gestimmten und unzufriedenen Katzen. Katzen im negativen Willow-Zustand erwecken den Eindruck, als seien sie ständig schlecht gelaunt. Sie grollen vor sich hin und fauchen oder knurren bei jeder Gelegenheit. Kurzfristig und vorübergehend zeigt fast jede Katze einmal den negativen Willow-Zustand. Auch Katzen haben ein Recht auf schlechte Laune. Erst wenn der Zustand über einen längeren Zeitraum anhält, brauchen sie Willow.
Den negativen Willow-Zustand kann man immer wieder bei Katzen beobachten, die mißhandelt und gequält worden sind. Wenn eine Katze Willow braucht, ist es fast immer ein Hinweis auf nicht optimale Haltungsbedingungen. Deshalb muß vor Einsatz dieser Blüte die behandelnde Person die Umgebung der Katze sorgfältig prüfen.

# 39. Rescue

## *Notfalltropfen*

Rescue ist eine Kombination aus fünf Bach-Blüten-Konzentraten und hilft bei allen großen und kleinen Notfällen.

| | |
|---|---|
| Cherry Plum: | gegen Verlust der Kontrolle und plötzliche Gefühlsausbrüche |
| Clematis: | gegen die Tendenz, in die Bewußtlosigkeit abzugleiten |
| Impatiens: | gegen Spannung und Streß |
| Rock Rose: | gegen Panikgefühle |
| Star of Bethlehem: | gegen Betäubung und Schock |

Rescue gibt es auch, mit Crab Apple kombiniert, als Creme. Sie dient zur äußeren Anwendung bei Verletzungen aller Art. Bevor Rescue-Creme jedoch bei einer Katze angewendet wird, müssen die Haare rund um die Wunde entfernt werden.
Rescue-Tropfen sind als Kombinationspräparat in Konzentratform erhältlich. Bei der Zubereitung der Einnahmeflasche wird Rescue doppelt dosiert, d.h. 2 Tropfen Konzentrat pro 10 ml Wasser.
Falls Rescue in einer Kombination aus mehreren Blüten Verwendung findet, zählt es nur als ein Mittel.
Die Dosierung aus der Einnahmeflasche erfolgt individuell, je nach Alter und Zustand der Katze. In der Regel erhalten Neugeborene 1 Tropfen, Jungtiere in den ersten Lebenstagen jeweils 2 Tropfen pro Gabe.
Während der ersten Lebenswochen beträgt die Einzeldosis 2-3 Tropfen. Kätzchen bis zu 6 Monaten erhalten pro Gabe jeweils 3-4 Tropfen. Über 6 Monate alte Jungtiere und Erwachsene bekommen pro Gabe 4 Tropfen Rescue.
Sollte die Katze bewußtlos sein, bestreicht man vorsichtig Zahnfleisch und Zunge mit Rescue; auf keinen Fall darf ihr jetzt etwas eingeflößt oder eingeträufelt werden, es droht sonst Erstickungsgefahr!
Wie oft Rescue verabreicht werden muß, entscheidet der Behandler individuell. Die folgenden Angaben sind daher nur als Richtwerte zu verstehen.
In einer weniger dramatischen Situation, in der keine ärztliche Hilfe erforderlich ist, verabreicht man alle 10-15 Minuten Rescue, bis der Zustand der Katze sich bessert. Danach gibt man Rescue seltener, z.B. in halbstündlichen bis stündlichen Intervallen, dann – falls überhaupt noch nötig –

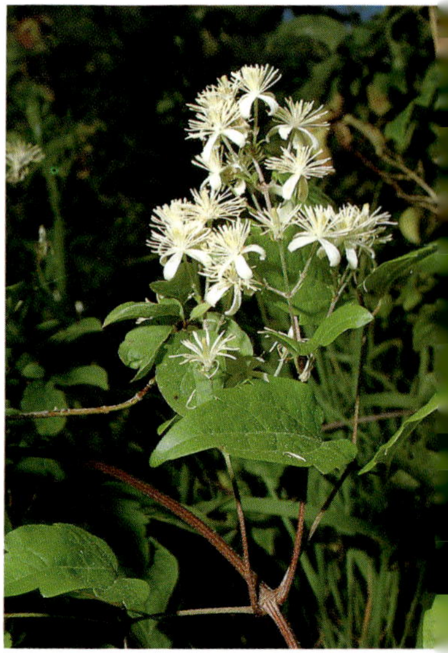

**Clematis**

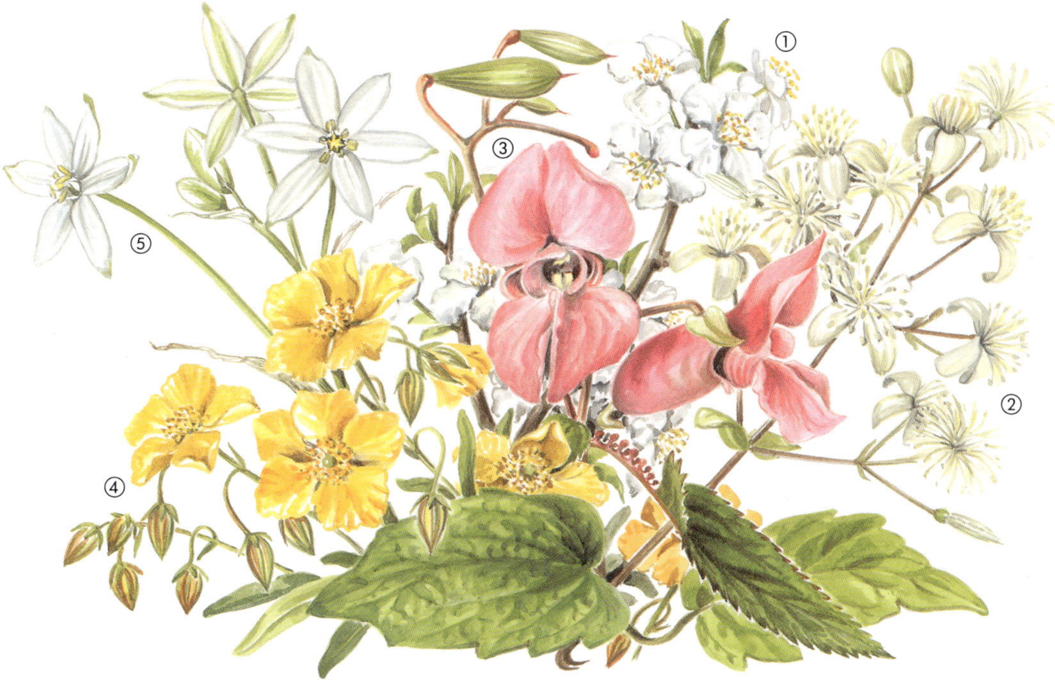


**Rescue ist eine Mischung aus 5 Bach-Blüten: ① Cherry Plum, ② Clematis, ③ Impatiens, ④ Rock Rose, ⑤ Star of Bethlehem**

alle 2 Stunden. Wenn sich der Zustand der Katze normalisiert hat, benötigt sie kein Rescue mehr.
Die Dosierung von Rescue ist so individuell, daß immer von Fall zu Fall entschieden werden muß. Als Faustregel kann man sagen: Je akuter der Notfall ist, desto häufiger muß Rescue verabreicht werden.
Seit Jahrzehnten konnte mit Rescue bei Menschen und Tieren in verschiedenen Notfallsituationen erfolgreich Erste Hilfe geleistet werden. Bei jeder Situation, die für die Katze mit großer Aufregung, Angst oder Schmerzen verbunden ist, ist Rescue angezeigt. Bei Katzen wurden schon oft nach einer einmaligen Gabe von Rescue erstaunliche Selbstheilungsprozesse beobachtet. Durch Rescue kann und soll jedoch niemals die notwendige tierärztliche Hilfe ersetzt werden! Es löst aber einen erlittenen energetischen Schock auf feinstofflicher Ebene auf. Dadurch werden die Selbstheilungskräfte aktiviert, und bleibende körperliche Schockfolgen werden verhindert oder zumindest stark abgemildert.
Mit „Schock" – nicht im medizinischen Sinn, sondern auf feinstofflicher Ebene zu verstehen – sind alle Notsituationen gemeint, in die eine Katze im Laufe ihres Lebens geraten kann. Diese können so vielfältig sein wie unsere Samtpfoten selbst; deshalb können als Beispiel hier nur einige Möglichkeiten aufgeführt werden.

## EINE GEBURT

Die Kätzin bekommt beim Einsetzen der ersten Wehen alle 15–20 Minuten Rescue, bis die Geburt abgeschlossen ist. Sie wird die Geburt ruhiger und gelassener überstehen, und die Neugeborenen sind erfahrungsgemäß vitaler, als sonst üblich.

## NEUGEBORENE

1 Tropfen Rescue unmittelbar nach der Geburt hilft jedem Katzenbaby, den Geburtsstreß besser zu überwinden. Bei Atemproblemen der Welpen (bei Persern und Exotic Shorthair häufiger) verabreicht man mehrmals 1 Tropfen in kurzen Zeitabständen, bis die Atmung regelmäßig ist. Gleichzeitig wird das Kleine kräftig massiert. Für Katzenbabys wird Rescue nur mit Wasser zubereitet. Sollten Probleme während der Aufzuchtphase auftreten, verabreicht man eine Kombination aus Rescue, Olive, Hornbeam und Walnut. Jungen Kätzchen, die von Hand aufgezogen werden müssen, gibt man einen Tropfen dieser Mischung pro Mahlzeit.

## TRANSPORT IM AUTO

Besonders für eine freilebende Hauskatze stellt der Transport im Auto eine enorm große Streßsituation dar. Einige Gaben Rescue im viertelstündlichen Abstand, die früh genug vor dem Antritt der Fahrt verabreicht werden, lassen die Katze ruhiger und gelassener werden.

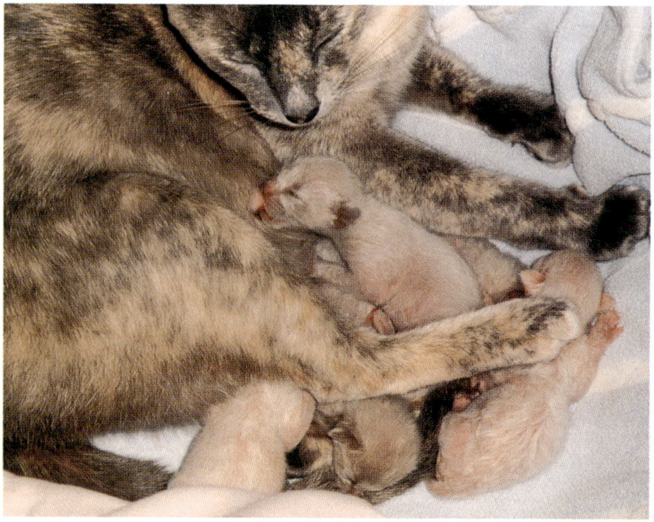

**Rescue hilft den neugeborenen Kätzchen, den Geburtsstreß besser zu überwinden.**

## BESUCH BEIM TIERARZT

Viele Katzen reagieren ängstlich, wenn sie zum Tierarzt müssen (zum Beispiel zum Impfen). Rescue hilft, diese Situation für alle Beteiligten angenehmer zu gestalten.

## EINE RAUFEREI

Hier besprengt man mit Rescuetropfen aus der Einnahmeflasche beide Kontrahenten, bis die Gemüter sich wieder beruhigt haben.

## EIN UNFALL

Hat die Katze einen Unfall erlitten, verabreicht man Rescue im Abstand von 10–15 Minuten, bis ärztliche Hilfe gegeben werden kann. Selbstverständlich muß die Katze so schnell wie möglich zum Tierarzt gebracht werden.
Dem Katzenbesitzer selbst kann Rescue in diesem Fall auch wieder zu Ruhe und Gelassenheit verhelfen.

## VERGIFTUNG

Besteht der Verdacht einer Vergiftung, streicht man vorsichtig etwas Rescue und Crab Apple auf das Zahnfleisch und die Zunge der Katze, bis der Tierarzt erreicht wird.

## INSEKTENSTICH

Die Folgen eines Insektenstiches werden durch mehrere Gaben Rescue gemildert. Äußerlich kann man die Stelle entweder mit Rescue aus der Einnahmeflasche beträufeln, oder man gibt einige Tropfen direkt aus der Vorratsflasche auf den Stich. Man kann auch mit Rescue-Creme Erste Hilfe leisten.
Sollte der Stich im Augen-, Mund- oder Rachenraum sein, muß unverzüglich ein Tierarzt aufgesucht werden!

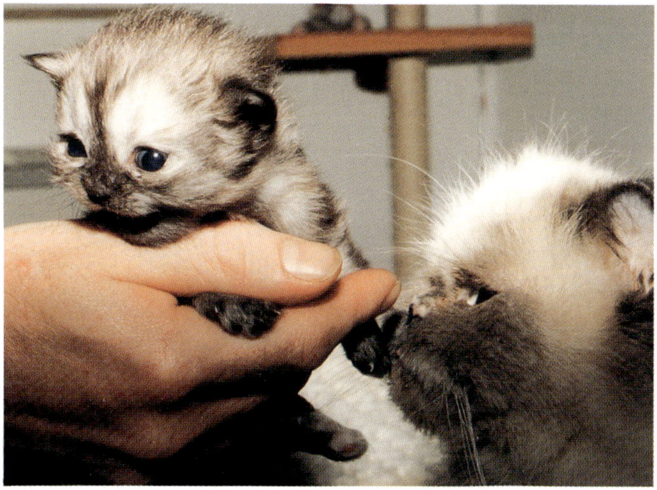

**Auch handaufgezogenen Kätzchen hilft eine Bach-Blüten-Mischung.**

## EINE OPERATION

Einen Tag vor einer geplanten Operation verabreicht man der erwachsenen Katze 4mal 4 Tropfen Rescue (Dosierung für Jungtiere siehe oben), sie wird dadurch den Eingriff besser überstehen. Am ersten Tag nach der Operation bekommt sie stündlich 4 Tropfen; so werden die Narkosefolgen gemildert und der Wundschmerz besänftigt. Für weitere 2 bis 3 Tage verabreicht man noch 4mal täglich Rescue, danach ist es meistens nicht mehr nötig.

## AUSSTELLUNGEN

Katzen, die bei Ausstellungen nervös und ängstlich reagieren und manchmal sogar in Panik geraten, verhilft Rescue zu Ruhe und Gelassenheit. Dieser Hinweis ist aber nur für den einmaligen Fall gedacht. Es soll niemand dazu verleitet werden, seine Katze auf Dauer mit Rescue zu behandeln, nur um sie immer wieder ausstellen zu können. Ein echter Katzenfreund mutet seiner Katze eine Ausstellung nur dann zu, wenn er sicher sein kann, daß sie völlig gesund und darüber hinaus stabil genug ist, um den Ausstellungsstreß zu bewältigen.
Einer ängstlichen Katze hilft eine individuell zusammengestellte Kombination aus zum Beispiel Aspen, Centaury und Mimulus (siehe dort).

## SCHRECK

Ein großer Schreck, aus welchen Gründen auch immer, ist für die Katze stets ein energetischer Schock. Eine Gabe Rescue verhilft ihr wieder zur Harmonie.

## SEHR KRANKE ODER ALTE KATZE

Wenn die Katze sehr krank oder sehr alt ist und offensichtlich im Sterben liegt, erleichtert ihr Rescue, kombiniert mit Walnut, den Übergang. Der Schmerz wird besänftigt, die Angst gemildert, aus einem Todeskampf wird ein eher sanftes Hinübergleiten, und die Katze kann ruhig und in Harmonie einschlafen.

# Beispiele für Bach-Blüten-Mischungen

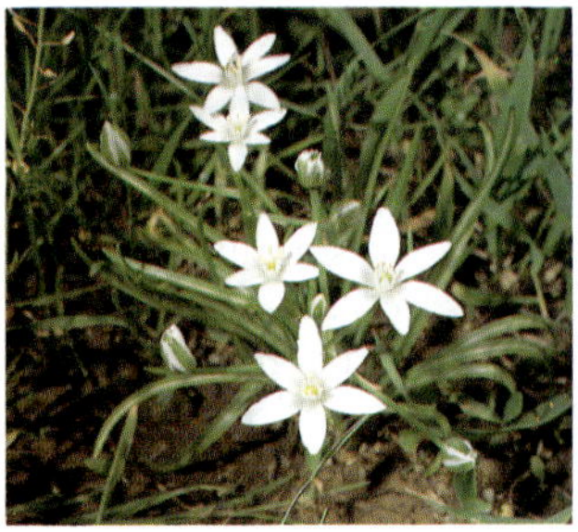

Star of Bethlehem

**Fall 1 – Perserkater Johnny**
Der eineinhalbjährige kastrierte Perserkater Johnny hinkte noch eine Woche, nachdem ihm ein Familienmitglied versehentlich auf die Pfote getreten hatte. Außerdem war er nach seiner Kastration plötzlich unsauber geworden. Er gehörte zu den Katzen, die ständig im Mittelpunkt stehen wollen, und bei näherer Beobachtung stellte sich heraus, daß er nur hinkte, wenn er wußte, daß ein Familienmitglied in der Nähe war. Die Familie, bei der er lebte, bezeichnete ihn als übertrieben anhänglich und selbstbezogen.
Er bekam folgende Mischung:

- ▶ Star of Bethlehem, denn mit Sicherheit hatte er eine seelische Erschütterung erlitten, als er getreten wurde.
- ▶ Chicory, weil er ständig im Mittelpunkt stehen wollte und sehr wehleidig reagierte.
- ▶ Heather, weil er offensichtlich hinkte, um Aufmerksamkeit zu erregen, und wegen seines überanhänglichen Verhaltens.
- ▶ Walnut, denn seine Lebensumstände hatten sich durch die erst kürzlich durchgeführte Kastration entscheidend verändert.

Nachdem Johnny diese Mischung drei Tage bekommen hatte, hinkte er nicht mehr. Nach zwei Wochen war er wieder zuverlässig stubenrein.

**Fall 2 – Hauskatze Liese**
Die schwarz-weiße Hauskatze Liese konnte sich nach langer, schwerer Krankheit einfach nicht richtig erholen. Sie wirkte energielos, obwohl sie früher kräftig und sehr lebhaft war. Tapfer und zäh hatte sie gegen ihre Krankheit, eine Infektion im Verdauungstrakt, angekämpft.
Obwohl die Krankheit jetzt auskuriert war, fraß sie schlecht und schlief auffallend viel. Ihr Gesichtsausdruck wirkte angespannt. Ihren Besitzern war aufgefallen, daß sie im Schlaf oft zitterte.
Sie erhielt folgende Mischung:

- ▶ Olive als Rekonvaleszenzmittel,
- ▶ Oak, weil sie den Typ des zähen Kämpfers verkörperte,
- ▶ White Chestnut wegen ihrer offensichtlichen mentalen Spannungen.

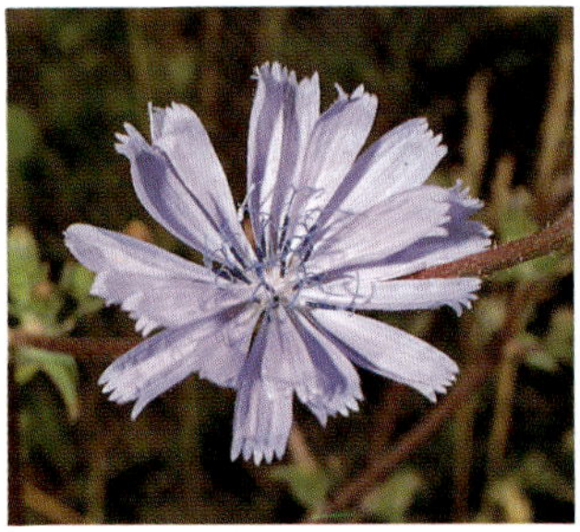

Chicory

Zwei Tage nach Behandlungsbeginn wurde sie wieder etwas munterer. Während der nächsten vier Wochen schritt ihre Genesung rasch voran. Ihr Appetit besserte sich zusehends, infolgedessen nahm sie wieder an Gewicht zu. Sie schlief längst nicht mehr so viel, dafür aber wesentlich ruhiger und entspannter. Ihre Krankheit hatte sie nach dieser Behandlung endgültig überwunden, sie war wieder ganz „die alte“.

**Fall 3 – Pascha und Pünktchen**

Die beiden kastrierten Hauskater Pascha und Pünktchen sorgten für ständigen Streß in ihrer Familie, weil sie sich einfach nicht vertrugen.
Pascha, ein ungewöhnlich großer und kräftiger roter Kater, verprügelte Pünktchen, der eher zierlich und klein war, fast täglich. Pascha erweckte den Eindruck, als ob ihm alles auf die Nerven falle, seine Aggressionen richteten sich ab und zu auch gegen Menschen. Zeitweise war er unsauber. Er beanspruchte Futter, Wasser und Spielzeug für sich allein, so daß Pünktchen sich kaum noch daran wagte.
Er bekam eine Mischung aus:

- Beech, um seine Aggressionen zu besänftigen.
- Holly, denn offensichtlich war er eifersüchtig, weil seine Wutausbrüche sich in erster Linie gegen seinen Artgenossen richteten.
- Vine, um seinen übermäßig starken Willen zu harmonisieren.

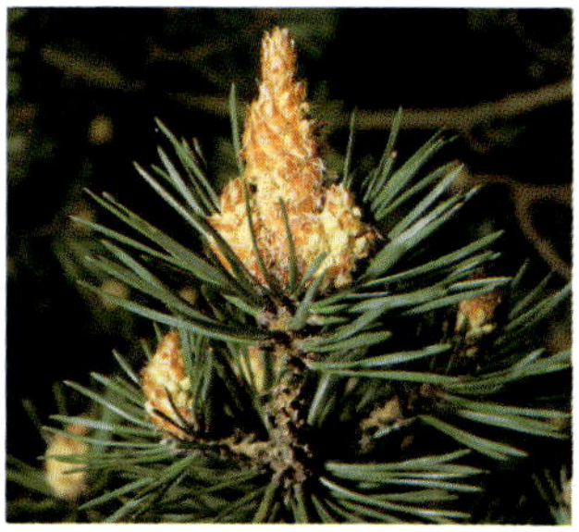

Pine

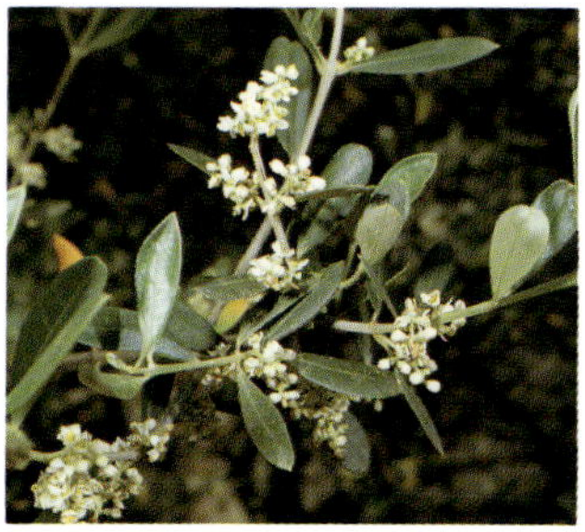

Olive

Pünktchen, graugetigert, mußte auch behandelt werden. Er war ein auffallend kleiner, zierlicher Kater. In geduckter Körperhaltung schlich er durch die Wohnung. Im Freien huschte er ängstlich und schutzsuchend umher. Sobald er Pascha begegnete, reagierte er unterwürfig und zeigte eine ängstliche, erwartende Haltung, die Paschas Aggression regelrecht herausforderte.
Er wehrte sich nie gegen Pascha, sondern ließ dessen Hiebe und Bisse über sich ergehen. Mehrmals mußten seine Wunden tierärztlich versorgt werden, außerdem litt er oft unter Zeckenbefall.
Die Bach-Blüten-Mischung für Pünktchen enthielt die folgenden Konzentrate:

- Centaury, um seinen Willen zu stärken, und wegen des häufigen Zeckenbefalls.
- Larch, um sein Selbstvertrauen zu wecken.
- Pine, weil er durch seine ängstliche Erwartungshaltung Paschas Aggressionen herausforderte.
- Cerato wegen seines gehemmten, zögernden Verhaltens im Freien.
- Star of Bethlehem als Seelentröster wegen der vielen erlittenen Verletzungen.

Die Wirkung bemerkte man zuerst bei Pascha. Nach einigen Tagen benahm er sich sanfter als sonst. Sein Gesicht zeigte einen zufriedeneren Ausdruck, und er konnte plötzlich an Pünktchen vorbeigehen, ohne ihn zu verprügeln.
Nach ca. zehn Tagen sah er ruhig und gelassen zu, wie Pünktchen sein Futter zu sich nahm. Er benutzte jetzt auch regelmäßig die Katzentoilette.
Pünktchens Verhalten änderte sich erst sichtbar nach drei Wochen. Unbefangen und zielstrebig lief er durch Haus und Garten. Allmählich konnte man ihn als selbstbewußt bezeichnen. Ab und zu fauchte er sogar Pascha an, was dieser jedoch völlig ignorierte. Die beiden leben jetzt in Harmonie zusammen.

## SCHLUSSWORT

Dieses Buch ist allen Katzenfreunden gewidmet, die für ihre Lieblinge auf der Suche nach einer sanften und natürlichen Heilmethode sind. Mögen sie alle zusammen mit ihren Tieren ein Leben in Harmonie und Frieden führen.
Mein Dank gilt meiner Familie, ohne ihre ideelle Unterstützung hätte ich dieses Buch nicht schreiben können.
Ein herzliches „Danke!" sage ich allen Freunden und Bekannten, die völlig selbstlos und uneigennützig Fotos ihrer Lieblinge zur Verfügung gestellt haben und noch nicht einmal namentlich erwähnt werden wollen. Ohne Euch könnte das Buch in dieser Form nicht erscheinen.

*Gisela Kraa*

## LITERATUR

**Bach, Edward:** Blumen, die durch die Seele heilen. Die wahre Ursache von Krankheit – Diagnose und Therapie. Hugendubel, München 1980.
**Bach, Edward:** Die nachgelassenen Originalschriften. Hrsg.: J. Howard u. J. Ramsell. Hugendubel, München 1991.
**Scheffer, Mechthild:** Bach-Blütentherapie, Theorie und Praxis. 25. Aufl., Hugendubel, München 1995.
**Scheffer, Mechthild:** Die praktische Anwendung der Original Bach-Blütentherapie. In Fragen und Antworten.
5. Aufl., Goldmann, München 1995.
**Scheffer, Mechthild:** Schlüssel zur Seele. Das Arbeitsbuch zur Selbst-Diagnose mit den Bach-Blüten. Hugendubel, München 1995
**Scheffer, Mechthild:** Selbsthilfe durch Bach-Blütentherapie. Blumen, die durch die Seele heilen. 24. Aufl., Heyne, München 1995.
**Scheffer, Mechthild:** Erfahrungen mit der Bach-Blütentherapie. Mit Fragebogen zur Selbstbestimmung der richtigen Bach-Blütenessenzen-Kombination. 9. Aufl., Hugendubel, München 1995.
**Scheffer, Mechthild:** Original Bach-Blütentherapie. Lehrbuch für die Arzt- und Naturheilpraxis. 4. Aufl., Jungjohann, Neckarsulm 1995.
**Scheffer, Mechthild u. Wolf-Dieter Storl:** Die Seelenpflanzen des Edward Bach. Neue Einsichten in die Bach-Blütentherapie. 3. Aufl., Hugendubel, München 1995.
**Weeks, Nora:** Edward Bach. Entdecker der Bach-Blütentherapie. Sein Leben – seine Erkenntnisse. Hugendubel, München 1988.
**Weeks, Nora u. Victor Bullen:** 38 Bach Original Blütenkonzentrate. Die speziellen Potenzierungsmethoden. Jungjohann, Neckarsulm 1991.

## BEZUGSQUELLEN

Die aus England importierten Original Bach-Blüten sind als Konzentrate erhältlich – als komplette Sätze oder auch in Form von Einzelflaschen. Die Bezugsmöglichkeiten für die Bach-Blütenkonzentrate unterliegen den aktuellen Bestimmungen der jeweiligen Länder:

**Deutschland:** Nach den Bestimmungen des deutschen Arzneimittelgesetzes werden die Original Bach-Blütenkonzentrate *(Bach Flower Stock Concentrates)* als Arzneimittel eingestuft und können in Apotheken ohne Rezept bestellt werden.

In der **Schweiz** sind die Bach-Blüten in Drogerien und Apotheken frei erhältlich.
In **Österreich** sind die Bach-Blüten in jeder Apotheke frei erhältlich.

Die autorisiert und qualitätserhaltend importierten Blütenkonzentrate erkennt man an der deutschen oder schweizerischen Distributionsadresse auf dem Etikett.

## ADRESSEN

**Institute für Bach-Blütentherapie, Forschung und Lehre, Mechthild Scheffer:**

**Deutschland**
Mechthild Scheffer GmbH
Institut für Bach-Blütentherapie, Forschung und Lehre,
Lippmannstraße 57
D-22769 Hamburg
Tel. 0 40/43 25 77 10,
Fax 0 40/43 52 53

**Österreich**
Mechthild Scheffer GmbH
Institut für Bach-Blütentherapie, Forschung und Lehre,
Seidengasse 32/1
A-1070 Wien
Tel.: 02 22/5 26 56 51 0
Fax: 02 22/5 26 56 51 15

**Schweiz**
Mechthild Scheffer AG
Institut für Bach-Blütentherapie, Forschung und Lehre,
Mainaustraße 15
CH-8034 Zürich 8
Tel.: 01/3 82 33 11
Fax: 01/3 82 33 19

Das Institut für Bach-Blütentherapie, Forschung und Lehre veranstaltet in den deutschsprachigen Ländern Informationsvorträge und Seminare zur Einführung in die Selbstbehandlung mit den Bach-Blütenkonzentraten: die Orginal Dr. Bach Blüten-Seminare sowie ein Ausbildungsprogramm für Fachbehandler.

## REGISTER

## BILDNACHWEIS

Fotos von Dr. Dietmar Aichele (1 r, 3, 6 ol, 6 ul, 15 u, 16 o, 18 u, 21 o, 23 o, 24 o, 29 o, 32 u, 36 u, 37 o, 39 r, 41 u, 44 u, 48 o, 50 o, 54, 58 o, 58 u, 59 l), Angermayer/Hans Reinhard (8 o), Friederike Antoni (40 u, 43 u, 49 u, 56), Harald Baumann (38 o, 53 r, 57), Peter Beck (35 u, 42 o), Horst Bielfeld (22 u, 39 l), Institut für Bach-Blutentherapie Mechthild Scheffer (5, 6 o), Dr. Robert Dorsch (22 o, 25 o, 26 o, 27 u, 43 o, 51 o, 53 l), Hilde Frank (16 u, 18 u, 20 u, 26 u, 36 o), Marlene Hoppe (31 u, 32 o), Juniors Bildarchiv/ M. Heitmann (Außenklappe oben), Dr. Rudolf König (2 o, 15 o, 30 o, 34 o, 47 o, 52), Gisela Kraa (Außenklappe unten, 47 u), Hans E. Laux (19 u, 20 o, 28 o, 31 o, 33 o, 40 o, 46 o, 49 o), Werner Layer (9, 10, 11 u, 21 u, 27 o, 30 u), Lothar Lenz (8 u, 11 o, 12 o), Wolfgang Lohs (17 u), Ingeborg Polaschek (35 o, 44 o, 45 r, 51 u), Reinhard Tierfoto (1 Mitte, 2 u, 7, 12 u, 14, 19 o, 23 u, 25 u, 28 u, 34 u, 37 u, 41 o, 42 u), Gina Reinwarth (29 u, 48 u), Hubert Rosarius (46 u), Prof. Dr. Peter Schönfelder (1 l, 13, 17 o, 38 u, 45 l, 59 r), Anita Schulze (52 u), Brigitte von Szczawinski (24 u, 33 u, 50 u).



## IMPRESSUM

Umschlaggestaltung von eStudio Calamar unter Verwendung von 4 Farbfotos von Sabine Stuewer (1: Vorderseite) und Manfred Pforr (3: Rückseite).

Mit 107 Farbfotos, 1 Schwarzweißfoto und 39 Farbzeichnungen von Ruth Fritzsche (38, Umschlagklappe) und Marianne Golte-Bechtle (1: S. 55).

Die Deutsche Bibliothek – CIP-Einheitsaufnahme
Ein Titelsatz für diese Publikation ist bei
Der Deutschen Bibliothek erhältlich

Gedruckt auf chlorfrei gebleichtem Papier

2. Auflage

ISBN 3-440-09288-7
Redaktion: Dr. Annette Möbius und Angela Beck
Gestaltungskonzept: Atelier Reichert, Stuttgart
Gestaltung: Gisela Dürr, München
Satz: ad hoc! Typographie, Ostfildern
Printed in Italy / Imprimé en Italie
Druck und Bindung: Printer Trento S. r. l., Trento

Extra

## FRAGEBOGEN ZUR ERMITTLUNG DER PASSENDEN BACH-BLÜTEN FÜR KATZEN

Bitte kreuzen Sie spontan die Punkte an, die zur Zeit für Ihre Katze zutreffen.

| Frage | | trifft zu |
|---|---|---|
| 1 | Trotz Krankheit wirkt die Katze munter und fröhlich, sogar eine winzige Spur überdreht | ○ |
| 2 | Sie ist schreckhaft ud zeigt viele kleine Ängstlichkeiten | ⊗ |
| 3 | Sie ist intolerant und aggressiv gegen fast alles und jeden | ○ |
| 4 | Sie ist willensschwach, brav, gutmütig und läßt sich alles gefallen; sie ordnet sich unter | ⊗ |
| 5 | Sie ist gehemmt und ahmt das Verhalten anderer Katzen nach | ○ |
| 6 | Zeitweise hat sie extrem aggressive Ausbrüche | ⊗ |
| 7 | Sie macht immer wieder die gleichen Fehler | ○ |
| 8 | Sie möchte ständig im Mittelpunkt stehen und übertreibt oft | ⊗ |
| 9 | Sie ist ein Tagträumer | ○ |
| 10 | Sie putzt und kratzt sich dauernd | ○ |
| 11 | Die große und kräftige Katze wirkt plötzlich erschöpft und niedergeschlagen | ○ |
| 12 | Sie ist mißtrauisch und scheinbar negativ gestimmt | ○ |
| 13 | Sie wirkt kraftlos und müde und hat scheinbar resigniert | ○ |
| 14 | Sie ist übertrieben anhänglich und sehr selbstbezogen | ○ |
| 15 | Sie ist eifersüchtig und neigt zu Wutausbrüchen gegenüber bestimmten Tieren oder Personen | ⊗ |
| 16 | Sie hat Heimweh | ○ |
| 17 | Sie ist müde, schlaff und träge und wirkt unmotiviert | ○ |
| 18 | Sie ist ungeduldig und wirkt hektisch und gereizt | ⊗ |
| 19 | Sie ist schüchtern und scheint sich anderen unterlegen zu fühlen | ⊗ |
| 20 | Sie hat Angst vor bestimmten Lebewesen und Situationen | ⊗ |
| 21 | Sie wirkt ohne erkennbaren Grund traurig und niedergeschlagen | ○ |

# Extra

| Frage | | trifft zu |
|---|---|---|
| 22 | Sie verkörpert den zähen und harten Kämpfer | |
| 23 | Nach langer, schwerer Krankheit wirkt sie erschöpft | |
| 24 | Sie ist mutlos und verhält sich unterwürfig | |
| 25 | Sie fühlt sich einem anderen Lebewesen eng verbunden und ist bei dessen Abwesenheit desorientiert | |
| 26 | Sie gerät schnell in Panik und ist vor Angst wie von Sinnen | |
| 27 | Sie wirkt steif und ungelenkig | |
| 28 | Sie zeigt starke Stimmungsschwankungen | |
| 29 | Sie hat ein negatives Erlebnis seelisch noch nicht verkraftet | |
| 30 | Sie scheint sich in einem Zustand innerer Ausweglosigkeit zu befinden und ist völlig apathisch und erschöpft | |
| 31 | Sie ist überaktiv und setzt sich und andere unter Druck | |
| 32 | Sie gebärdet sich als kleiner Tyrann | |
| 33 | In ihrem Leben hat eine entscheidende Veränderung stattgefunden | |
| 34 | Sie wirkt unnahbar und stolz und bevorzugt erhöhte Plätze | |
| 35 | Sie wirkt unausgeglichen und unruhig und scheint unter mentaler Spannung zu stehen | |
| 36 | Ihr mangelt es an Ausdauer | |
| 37 | Sie scheint weder Lebensfreude noch einen Willen zum Überleben zu haben | |
| 38 | Sie wirkt ständig unzufrieden und grollt vor sich hin | |

Die angekreuzten Fragen vergleichen Sie nun mit den Beschreibungen der einzelnen Bach-Blüten. Die Nummern der Fragen entsprechen denen der jeweiligen Blütenbeschreibungen; 1 = Agrimony, 2 = Aspen, 3 = Beech usw. ... Selbstverständlich müssen nicht alle aufgeführten Merkmale bei Ihrer Katze vorhanden sein. Entscheidend ist, ob der Gesamteindruck, den Ihre Katze auf Sie macht, der jeweiligen Blütenbeschreibung entspricht. Sollte Ihre Katze zu viele Blüten auf einmal benötigen, entscheiden Sie sich zunächst nur für die wichtigsten, um dann im Verlauf der Therapie, wenn der eine oder andere negative Zustand harmonisiert ist, eine Blüte gegen eine andere auszutauschen.